開拓者
藤沢利喜太郎
Rikitaro Fujisawa

と

改革者
遠山 啓
Hiraku Tôyama

日本の数学教育をつくった二大巨人

Wataru Uegaki
上垣 渉

亀書房：発行
日本評論社：発売

はじめに

　筆者が藤沢利喜太郎（1861–1933）という名前を知ったのは神戸大学2年生
（19歳，1967年）のときであった。当時，数学教育協議会編『数学教室』誌
上に故中谷太郎先生（当時東京女子大学教授）が連載しておられた「学生の
ための講座　日本数学教育史」によって初めて藤沢利喜太郎という名前を知っ
たのである。

　実はこの連載が筆者を数学教育史研究へと向かわせた契機でもあり，中谷
先生の薫陶を受けて数学教育の歴史研究に傾倒するようになったのである。
と同時に数学教育協議会の活動に参加するようになって遠山 啓（1909–1979）
という人物に巡り会うことになり，さまざまな研究集会，機関会議を通して
遠山啓から数学教育に関する実践的な理論を学ぶことができた。

　遠山の数学教育理論は「理論のための理論」ではなく「教育実践のための
理論」であり，それは藤沢の数学教育理論と共通している。藤沢の理論もま
た当時の具体的な教育課題の解決に密着して展開されたのであった。

　我が国における西洋数学の教育は安政2［1855］*）年の長崎海軍伝習所にお
ける数学教育を嚆矢とするが，全国的規模で一般国民を対象とした組織的な
数学教育は近代公教育の幕開けを告げた明治5［1872］年の学制公布とともに
始まった。明治10〜20年代の混沌とした数学教育は明治30年代に至って菊
池大麓と藤沢利喜太郎の数学教育思想による統一的な教科課程構造として定
型化されたが，国際的な新教育思潮の影響を受けて明治末期から改造的な動

---

*）　記年法については凡例［4］を参照。

きが胎動し始めた。

　初等数学教育の分野では，レディー（英），ドモラン（仏），リーツ（独）などによる新教育新学校運動の洗礼を受けた谷本　富 の自学主義教育や，大正デモクラシー運動と連動した大正自由教育思潮を背景として，佐藤武，岡千賀衛，清水甚吾，稲次静一，柿崎兵部，香取良範，肥後盛熊などによって算術改造運動が展開された。この運動は昭和10年度からの塩野直道，安東寿郎などによる緑表紙教科書の登場を誘引し，昭和16年度からの国民学校制度下における前田隆一，丸山俊朗などによる水色表紙教科書へと引き継がれたのである。

　一方，中等数学教育の分野では，ペリー（英），ムーア（米），クライン（独）などによる国際的な数学教育改革思潮の影響を受けて，林鶴一，国枝元治，黒田稔，森外三郎，新宮恒次郎，小倉金之助，佐藤良一郎などによって数学教育改造運動が展開されたが，昭和6年の鵺的な数学教授要目制定によって挫折した。その回復をめざして昭和15年からの杉村欣次郎，清水辰次郎，戸田清をそれぞれ東部研究会，中部研究会，西部研究会の代表とする数学教育再構成研究会による数学教育再構成運動が起こり，この運動は昭和17年の数学教授要目制定及び昭和18年の一種検定教科書を実現させたのである。

　戦後になって，連合国軍最高司令部（G.H.Q.）内に設置された民間情報教育局（C.I.E.）の指導や「進歩主義的」な教育思潮を背景として和田義信などによって生活単元学習が導入され，日本の数学教育は混乱をきわめたが，遠山啓を代表とする数学教育協議会の精力的な批判活動などによって生活単元学習は姿を消すこととなり，昭和30年代になって「系統学習」を志向する方向へと転換がはかられた。その後，昭和40年代の数学教育「現代化」の時代，昭和50年代の「ゆとり教育」の時代，昭和60年代の「基礎重視」の時代と，目まぐるしい変遷を重ねた。そして平成の時代になって「アクティブ・ラーニング」が叫ばれたが，今また見直しが進んでいる。

　このように一世紀以上に及ぶ我が国の数学教育の歩みを俯瞰したとき，近代日本の数学教育に貢献した数学者，数学教育家は数多く輩出しているが，文字通り数学教育の深奥にまで入り込んで根源的な貢献をなしたのは藤沢と遠山のほかにはいない。

　藤沢は明治20年代の混沌とした荒地を切り開いた"数学教育の開拓者"で

あり，遠山は戦後の混乱した荒野原にあって明治以来の旧式の数学教育に大鉈を振るった "数学教育の改革者" であった。したがって数学教育において稀有な貢献をなし偉大な足跡を残した藤沢と遠山は，

　　　日本数学教育史上の二大巨人

と位置づけることができ，この両人の初等数学教育論の根幹は，

　　　藤沢利喜太郎 ……「量の放逐」と「数え主義」
　　　遠山　啓　　 ……「量の定礎」と「水道方式」

と定立できる。

　筆者は『日本数学教育史研究』（上下 2 巻，令和 3, 4 年，風間書房）を執筆する過程において藤沢利喜太郎と遠山啓の数学教育論の比較研究に関心を抱くようになり，藤沢と遠山という日本数学教育史上の二大巨人についての歴史的考究が必要であると考えるようになった。と同時に，藤沢と遠山という人間そのものにも改めて大なる関心を抱いたのである。数学教育論あるいは数学教育思想といっても，それは人間のなせる技であって，根底には "人間" そのものがあるのだから，両人の人間像に迫ってみたいと思うのは自然なことであろう。

　本書は藤沢と遠山という二大巨人の足跡をたどり，主として藤沢の算術教育論と遠山の算数教育論を論究したものである。第 1 章と第 2 章でそれぞれ両人の生涯を概観し，第 3 章と第 4 章で初等数学教育の開拓者としての藤沢の理論，改革者としての遠山の理論をそれぞれ詳述することとした。そして第 5 章で両人の人物像を比較対照的に描写し，最後に両人が問いかけたものが何であったのかを探ってみることとした。

令和 5［2023］年 6 月

上垣 渉

凡 例

[1]　旧い文献からの引用においては，一部を除き，新漢字を使用し，現代仮名遣いに改めた。また，地の文が片仮名の場合は平仮名に，人名や地名などが平仮名の場合は片仮名に改めた。

[2]　引用文献等の書誌情報はすべて本文中に明記した。引用文において，明らかな誤植と思われる場合には，原文の上部に「ママ」を付し，句読点については，削除・付加・変更など適宜に改変を加えた。

[3]　本書に表紙及び背表紙の画像として取り入れた著書はすべて筆者の所蔵本である。

[4]　記年法については，元号を主とし，必要に応じて，明治5［1872］年などと表記した。なお，参考として「元号西暦対照表」を掲載した（p.viii）。

[5]　邦文での書誌名は『　』で，論文や講演の表題は「　」で示し，欧文では " " を使用した。また，文章中の強調箇所等について，「　」あるいは " " を用いた場合がある。

[6]　人物については，現存者も含めて，すべて敬称を略した。

目次

元号西暦対照表

元号	西暦	元号	西暦	元号	西暦	元号	西暦
嘉永1	1848	25	1892	11	1936	55	1980
2	1849	26	1893	12	1937	56	1981
3	1850	27	1894	13	1938	57	1982
4	1851	28	1895	14	1939	58	1983
5	1852	29	1896	15	1940	59	1984
6	1853	30	1897	16	1941	60	1985
7／安政1	1854	31	1898	17	1942	61	1986
2	1855	32	1899	18	1943	62	1987
3	1856	33	1900	19	1944	63	1988
4	1857	34	1901	20	1945	64／平成1	1989
5	1858	35	1902	21	1946	2	1990
6	1859	36	1903	22	1947	3	1991
7／万延1	1860	37	1904	23	1948	4	1992
2／文久1	1861	38	1905	24	1949	5	1993
2	1862	39	1906	25	1950	6	1994
3	1863	40	1907	26	1951	7	1995
4／元治1	1864	41	1908	27	1952	8	1996
2／慶応1	1865	42	1909	28	1953	9	1997
2	1866	43	1910	29	1954	10	1998
3	1867	44	1911	30	1955	11	1999
4／明治1	1868	45／大正1	1912	31	1956	12	2000
2	1869	2	1913	32	1957	13	2001
3	1870	3	1914	33	1958	14	2002
4	1871	4	1915	34	1959	15	2003
5	1872	5	1916	35	1960	16	2004
6	1873	6	1917	36	1961	17	2005
7	1874	7	1918	37	1962	18	2006
8	1875	8	1919	38	1963	19	2007
9	1876	9	1920	39	1964	20	2008
10	1877	10	1921	40	1965	21	2009
11	1878	11	1922	41	1966	22	2010
12	1879	12	1923	42	1967	23	2011
13	1880	13	1924	43	1968	24	2012
14	1881	14	1925	44	1969	25	2013
15	1882	15／昭和1	1926	45	1970	26	2014
16	1883	2	1927	46	1971	27	2015
17	1884	3	1928	47	1972	28	2016
18	1885	4	1929	48	1973	29	2017
19	1886	5	1930	49	1974	30	2018
20	1887	6	1931	50	1975	31／令和1	2019
21	1888	7	1932	51	1976	2	2020
22	1889	8	1933	52	1977	3	2021
23	1890	9	1934	53	1978	4	2022
24	1891	10	1935	54	1979	5	2023

第1章　藤沢利喜太郎の生涯

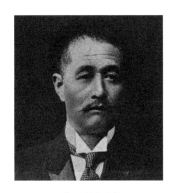

藤沢利喜太郎
『藤沢博士追想録』より

藤沢の出生と名前

　昭和9年12月23日，藤沢博士記念会（代表：高木貞治）によって『藤沢博士遺文集 上巻』が刊行され，続いて昭和10年10月10日に下巻，同年12月23日に中巻が刊行された。さらに昭和13年9月28日には『藤沢博士追想録』が刊行されている。

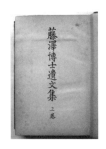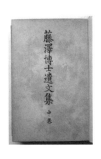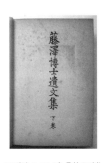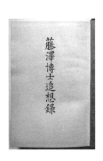

『藤沢博士遺文集（上巻，中巻，下巻）』及び『藤沢博士追想録』

　上記の『遺文集 中巻』の附録には藤沢の年譜が付けられていて，文久元[1861] 年9月9日新潟に生まれ，父は旧幕臣藤沢親之（後に内務省社寺局長），母はチヨ子と記されている。「チヨ子」は時代的に考えれば「ちよ」だと思われる。

　藤沢は『遺文集 中巻』に所収の手記「想い出るがまま」（pp.442–444）に

おいて自身の名前の由来について回顧していて，

> 「自分の名前の『利喜太郎』は如何にも長たらしい。なぜこんな名前を
> つけたのであるかと，或るときに父に聞いてみた。そうすると父の曰く，
> それは『りき太郎』を漢字に直おしたに過ぎない。そこで早速に『太郎』
> を省き『りき』を『力』と書くことにした。それ故に自分の学生時代の
> 学校一覧などには，自分の名前は『藤沢力』となっている。その後戸籍
> 上の届がしてなかったというようなことで，心ならずも再び今の名に復
> 旧すべく余儀なくせられた」

と語っている。名前についての藤沢の回顧談は他にもあるが，ここでは省略
する。後述するように，東京外国語学校時代などの藤沢の名前は確かに「藤
沢 力」となっている。

藤沢の学歴初期に関する記録

　高木貞治の「日本の数学と藤沢博士」には藤沢がストラスブルグ大学に提
出したドクトル論文に附載された藤沢自身の手になる略歴の訳文が記載され
ていて，高木によって，

> 「…… 生地の小学校に於て初等教育を受け，後一八七四年東京に来り，東
> 京英語学校に入り，一八七九年同校卒業，東京に於ける帝立大学に入る
> 資格を得」（『追想録』p.230）

と訳述されているから，藤沢は明治7［1874］年に上京したことになる。
　そして「想い出るがまま」（p.557）に「明治八年東京英語学校の第二級，そ
の級の余と同級生に山口俊太郎という人があった」と記載されているから，藤
沢は明治8年に東京英語学校に在籍していたことがわかる。また阪谷芳郎は
「追想」（『追想録』p.74）において「理学博士藤沢利喜太郎君は明治八九年頃
より余と共に東京英語学校に在り ……」と記している。
　したがって藤沢は上京の翌年には東京英語学校で学んでいたことがわかる。
この東京英語学校は『第一高等学校六十年史』（昭和14年3月31日）に「本校
の実質的起原は東京大学予備門にあり，更に遡って東京英語学校にあり」と

解説されている（p.9）。

　明治政府は旧幕府時代の「開成所」を接収して明治元年 9 月に「開成学校」ととしたが，明治 2 年 12 月に「大学南校」と改称，明治 4 年 7 月に「南校」と改称，さらに明治 5 年の学制公布によって「第一大学区第一番中学」と改称した。それを明治 6 年 4 月 10 日に改めて再び「開成学校」としたのである。このとき語学教場を設置し，語学教場生徒は外国語学校生徒となった。この外国語学校はなお開成学校の一部として存在したのであったから「開成学校外国語学校」と称され，その教則は同年 5 月 3 日に頒布された。

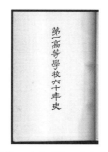

『第一高等学校六十年史』

　開成学校は明治 6 年 8 月に新築されたが，その折に開成学校外国語学校と文部省に移管された外務省附属外国語学所（明治 6 年 5 月設置）とが合併され，旧開成学校校舎が充てられて同年 11 月 4 日に「外国語学校」として開成学校から分離独立したのである。その後，明治 7 年 4 月 18 日に大阪開明学校，長崎広運学校がそれぞれ大阪外国語学校，長崎外国語学校と改称されたのであり，このとき東京にあった外国語学校は「東京外国語学校」と改称されたのである。そして明治 7 年 12 月 27 日には東京外国語学校の英語学科が分離されて「東京英語学校」が設立された。

　この東京英語学校について，当時，東京外国語学校魯語科で教鞭をとったお雇い外国人であるメーチニコフ（1838–1888）は「東京外国語学校の思い出」（岩波文庫『回想の明治維新』に付録として所収）において，

　　「生徒数がもっとも多いのは英語科だった〔明治七年三月の生徒名簿によれば，英語科の生徒総数三二一名〕。そのためまもなく英語科だけをべつの校舎に移し，独立した学校〔のちに東大予備門となる東京英語学校のこと。明治七年設立〕を開設せねばならなくなったほどである」（p.273）

と回顧している。

　また『第一高等学校六十年史』には東京英語学校について，

4

　　「東京英語学校は，一ツ橋（東京市神田区表神保町十番地）なる当時東京外国語学校寄宿舎に宛てられたりし榊原家旧藩邸を改造して以て仮校舎に宛て，翌八年一月より授業を開始せり」（p.13）

と記されている。

　なお，開成学校は明治7年5月に「東京開成学校」と改称され，明治10年4月になって東京開成学校と東京医学校を併せて「東京大学」が創立されたが，このとき東京英語学校は文部省直轄を解かれて東京大学に附属せしめられて「東京大学予備門」と改称することとなった（『六十年史』p.10）。

東京外国語学校及び東京英語学校への入学

　東京英語学校の修業年限は下等語学科3年・上等語学科3年であり，その後東京開成学校に進むことができた。また下等・上等それぞれについて，

　　第一学年 ： 第六級・第五級
　　第二学年 ： 第四級・第三級
　　第三学年 ： 第二級・第一級

と級別され，学年の第一期は9月1日〜翌年2月14日，第二期は2月15日〜7月15日と定められていた（『六十年史』p.14）。

　そして上等語学科卒業後に東京開成学校に進学するのが普通と思われるが，当初は下等語学科を終えて直ちに東京開成学校に進むことが許されていたのである。その状況について『六十年史』には，

　　「下等科を卒るの後は，順に上等科に進むを主旨とすと雖も，各自の希望に依りては，直ちに東京開成学校に転じ専門科を修むることを許したり。然れば当初は，既に上等科に在学中の者にして卒業の上開成学校に入りて専門科を学びし者も多かりしが，生徒下等科を卒るの後，咸な開成学校に転じて専門科を学ばむことを期し，嘗て一人も上等科に進まむことを望む者なかりしものゝ如し」（p.29，ルビ：筆者）

と述べられている。したがって「想い出るがまま」で見たように藤沢は明治

8 年に東京英語学校の二級（後述するように下等第二級である）に在籍して
いたから，その時期は明治 8 年 9 月 1 日〜明治 9 年 2 月 14 日となる。そし
て明治 9 年 2 月 15 日〜同年 7 月 15 日の第一級を終えて直ちに東京開成学校
に入学したものと思われる。

　また一方では，ドクトル論文附載の藤沢の略歴に「一八七四年東京に来り，
東京英語学校に入り，……」と記述されていたが，東京英語学校が設立をみ
たのは明治 7 年 12 月 27 日であり，授業開始は明治 8 年 1 月からであった。
したがって明治 7 年上京の頃は東京英語学校ではなく，東京外国語学校と称
されていたはずである。明治 7 年 11 月 20 日発行の『東京外国語学校沿革』
には「東京外国語学校官員並生徒一覧（明治七年三月）」が付けられていて，
英語学下等第四級の欄に「新潟　藤澤　力」との記載が見られる。

　明治 9 年の東京外国語学校校則によれば「学年を分て二期となす，即前一
期は九月一日より二月十四日に至り，後一期は二月十五日より七月十五日に
至る」と規定されているから，藤沢の入学は明治 7 年 2 月であったと思われ
る。したがって新潟からの上京は明治 7 年早々ということになり，

　　　明治 7 年 2 月〜同年 7 月　　　　東京外国語学校英語学下等第四級
　　　明治 7 年 9 月〜明治 8 年 2 月　　東京外国語学校英語学下等第三級

であったと思われる。

　藤沢在籍中の明治 7 年 12 月に東京外国語学校は東京英語学校と改称され
たが，藤沢はもともと英語学科所属であったから，そのまま東京英語学校生
として処遇されたとすれば「明治 8 年 2 月〜同年 7 月東京英語学校下等第二
級」となったはずである。

　しかし明治 8 年 9 月の「東京英語学校生徒月表第壹号」の「下等語学第二
級」の欄に「藤澤　力　新潟縣士族　十四年一ヶ月」と記載されているから，東
京外国語学校から東京英語学校への移行に際しての何らかの事情により，

　　　明治 8 年 2 月〜同年 7 月　　　　東京英語学校下等第三級
　　　明治 8 年 9 月〜明治 9 年 2 月　　東京英語学校下等第二級
　　　明治 9 年 2 月〜同年 7 月　　　　東京英語学校下等第一級

となり，明治 9 年 9 月の東京開成学校入学になったと思われる。

東京開成学校への入学

『遺文集 中巻』の年譜には「明治九年（一八七六）九月，開成学校に入る」と記されているが，その頃にはすでに東京開成学校と改称されていた。『東京帝国大学五十年史 上冊』（p.263）には「東京開成学校は文部省の所轄にして諸科専門の生徒を教育する官立大学校なり」との規定が見られる。明治9年2月28日改正の東京開成学校校則を見てみると，修業年限は3ヶ年で，各学年は二期に分けられ，第一学期は9月11日〜翌年2月15日，第二学期は2月16日〜7月10日であった（『五十年史 上冊』pp.277–285）。

開成学校は明治6年4月9日，第一大学区第一番中学を改めて学制による専門学校として出発したが，その際に英語を専用することとし，法学科，理学科，工学科の3専門学科を置くことにしたのであるが，在籍する仏独語科の生徒への対応のため諸芸学科，鉱山学科を設置したのであった。しかしこ

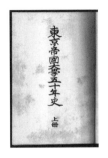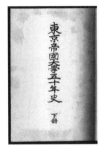

『東京帝国大学五十年史』（上冊，下冊）

の2学科を維持することは財政上次第に困難となり，明治8年7月15日を以て廃止されることとなった。廃止に際して仏語科生のための物理学教場，独語科生のための化学科教場の設置が考えられたが，後者の希望者は少なく，結局仏語科生のための物理学教場のみを置くこととなった（『五十年史 上冊』pp.301–302）。その後，東京開成学校の学科課程は整理されて明治9年7月5日に改正された。

したがって藤沢が明治9年9月に入学した東京開成学校は，上記の明治9年7月5日改正諸学科課程に従っていたのである。この諸学科課程（『五十年史 上冊』pp.309–318）には下記のような条項が見られる。

「第二条　予科課程を三年とし一年を別ちて二期とす。而して予科第一年の生徒を予科第三級とし同第二年の生徒を同第二級とし同条三

年の生徒を同第一級とす」

「第三条　入学試験に及第の者を予科第三級とし予科第一年の課程を践修
　　　　　せしむ。但し学力高等の者は実に試験を受け適当の級に入るを
　　　　　許す」

「第四条　後条に記載する物理学本科課程は従来在校の仏学生の為に設置
　　　　　する者なるが故に爾後新たに入学を許さず」

　この明治 9 年 7 月 5 日改正の諸学科課程に鑑みれば，明治 9 年 9 月入学の
藤沢は予科課程の第 1 学年として入学したものと思われる。以上のことから，
藤沢の学歴に関する事項は下記のようになると思われる。

　　　　明治 7［1874］年　早々に新潟から上京
　　　　　　　　　　　　　2 月　　外国語学校入学（英語学下等第四級）
　　　　　　　　　　　　　9 月　　東京外国語学校英語学下等第三級
　　　　明治 8［1875］年　2 月　　東京英語学校下等第三級
　　　　　　　　　　　　　9 月　　東京英語学校下等第二級
　　　　明治 9［1876］年　2 月　　東京英語学校下等第一級
　　　　　　　　　　　　　7 月　　東京英語学校卒業
　　　　　　　　　　　　　9 月　　東京開成学校入学（予科課程）
　　　　明治 10［1877］年　4 月　　東京大学創立

　藤沢が入学した当時の東京開成学校の学科課程を明治 9 年 7 月 5 日改正諸
学科課程によって見てみよう。予科課程は下記の通りである。

　　　第一年
　　　　第一期：英語学，数学，地理学，史学，博物誌，画学
　　　　第二期：英語学，数学，史学，博物誌，画学
　　　第二年
　　　　第一期：英語学，数学，史学，物理学，博物誌，画学
　　　　第二期：英語学，数学，史学，経済学，物理学，博物誌，画学
　　　第三年
　　　　第一期：英語学，数学，理学（心理学），物理学，化学，博物誌，画学

8

第二期：物理学，数学，理学（修身学），化学，博物誌，画学

　また本科課程としては法学科，化学科，工学科，物理学科の各学科課程が見られるが，物理学本科課程は在校していた仏語学生のために設置された課程であり，新たな入学は認められていなかった。したがってこの学科は「仏語物理学科」とも称せられる。

東京大学への入学

　藤沢の東京大学入学の時期については異なる2つの記録がある。1つは『遺文集 中巻』の年譜によるもので，明治11年9月入学となっている。もう1つはドクトル論文附載の略歴によるもので，明治12年9月の入学である。ただ卒業の時期が明治15年であることは諸史料から明らかである。『遺文集 中巻』の年譜に明治15年7月卒業とあるし，『五十年史 上冊』（p.681）にも「明治十五年物理学科卒業理学士 藤沢利喜太郎」と記されているからである。

　では，入学は明治11年，12年のいずれが正しいのであろうか。管見する限り，東京開成学校を経て東京大学に入学する時期についての藤沢自身による記述はドクトル論文附載の略歴以外には見あたらないため，傍証的記録によって推察するほかない。

　東京大学は明治10年4月東京開成学校と東京医学校を併せて東京大学として創立されたのであるが，このとき藤沢はすでに東京開成学校第1学年に在籍していた。東京大学創立当初は旧東京開成学校には理学部・法学部・文学部を置き，旧東京医学校には医学部を置くという体制であり，大学を完全なる1つの有機体として総合する制度ではなかった（『五十年史 上冊』p.457）から，藤沢は"東京大学の第1学年生"といえなくもないが，そのようになってはいないのは藤沢が予科課程の学生であったからだと思われる。

　大学創立時には東京開成学校本科課程に在籍の学生は横滑り的に東京大学の学生として扱われたと思われる。『五十年史 上冊』（p.484）には早くも明治10年12月19日第1回卒業式が挙行され，明治10年7月を以て理学部化学科を卒業した高須磽郎，久原躬弦，宮崎道正に対して卒業証書が授与され

たことが記録されている。そして彼ら 3 名の氏名は明治 9 年 5 月の「東京開成学校生徒月表」の本科中級の欄に見られるから，その後本科上級に在籍し，明治 10 年 7 月に東京大学第 1 回卒業（ただし卒業式は 12 月）となったのであった。なお，通常の 7 月卒業式が数ヶ月遅れたのは，卒業証書授与の方法に関する議論が決定をみなかったためである。

　続いて明治 11 年 7 月 8 日には第 2 回卒業式が挙行され，法学部法学科 6 名，理学部化学科 7 名，理学部土木工学科 3 名の計 16 名が卒業している（p.487）。また同年 12 月 24 日には元東京開成学校物理学科すなわち仏語物理学科生の卒業式が挙行されている。このときの卒業生は寺尾 寿，千本福隆，信谷定爾，中村恭平，桜井房記の 5 名であった（pp.487–488）。

　そして，その後の仏語物理学科の卒業生は下記の通りであり，明治 13 年 7 月の卒業により仏語物理学科は自然消滅した（pp.626–627）。

　　　明治 12 年 7 月　　　難波正，中村精男，谷田部梅吉，和田雄次，鮫島晋，
　　　　　　　　　　　　　　高野瀬宗則，豊田周衛（7 名）
　　　明治 13 年 7 月　　　三輪桓一郎，三守守，桐山篤三郎，藍田仁松，
　　　　　　　　　　　　　　小林有也，沢野忠基，玉名程三，保田棟太（8 名）

　明治 12 年 6 月には学位授与の規定が定められ（p.494），明治 12 年度からは卒業式ではなく学位授与式となった。第 1 回学位授与式は明治 12 年 7 月 10 日に挙行されて，対象者は明治 10 年，11 年にすでに卒業した 24 名と明治 12 年 7 月卒業の 31 名（法学科 9 名，仏語物理学科 7 名，化学科 6 名，地質学科 1 名，土木工学科 5 名，採鉱冶金学科 3 名）を合わせて計 55 名に対して学位が授与されたのである（p.497）。さらに明治 13 年 7 月には 38 名，明治 14 年 7 月には 69 名の卒業生を輩出している（pp.499–500）。

　藤沢は東京大学が創立される前年の明治 9 年 9 月に東京開成学校予科 1 年に入学したのであり，いわば東京開成学校最後の入学生ということになる。なぜなら，翌明治 10 年 9 月の入学生は東京開成学校予科 1 年ではなく東京大学 1 年となるからである。

　東京大学の修業年限は創立当初 4 ヶ年であったから，それを基準にすれば藤沢の東京大学入学は明治 11 年 9 月としなければならないが，このときは

旧東京開成学校の課程でいえば予科課程 3 年であった。したがって本科課程
1 年となった明治 12 年 9 月をもって東京大学入学と考えることもできる。た
だし，この場合は理学部課程における第 1 学年に設置の「諸学科」は履修済
みとして，第 2 学年からの入学としなければならない。

　東京大学創立当初の理学部の組織については「…… 一面に於ては旧東京開
成学校の学科課程を踏襲し，又一面に於ては新に数科の学科を開設し ……」
（『五十年史 上冊』p.616）と記載されている。そして設置された学科は，

　　化学科，数学物理学及星学科，生物学科，工学科，地質学及採鉱学科

の 5 学科であり，第 1 学年は「諸学科」として全学科共通の履修内容であり，
第 2 学年から前記の 5 学科のいずれかに属して履修することになっていた。
したがって明治 12 年 9 月入学とした場合は，第 1 学年の諸学科の履修は旧東
京開成学校予科での履修によって代替され，第 2 学年からの入学になったと
考えなければならない。ちなみに諸学科の内容は，

　　英吉利語（作文），論理学，心理学大意，数学（代数幾何），重学大意，星
　　学大意，化学（無機　実験），金石学大意，地質学大意，画学

となっている。これを前述した東京開成学校予科課程の内容と比較すれば明
らかなように重複するものが多い。

　以上見てきたように，藤沢の東京大学入学については，明治 15 年 9 月卒業
と修業年限 4 ヶ月の規定から逆算すると明治 11 年 9 月第 1 学年入学となり，
旧東京開成学校本科課程第 1 学年をもって入学とすれば明治 12 年 9 月第 2 学
年入学となる。

　藤沢自身の手になるドクトル論文附載の略歴に従えば，藤沢自身は東京開
成学校予科課程を終えた後の本科課程入学をもって東京大学入学と考えてい
たことになるから，本書では藤沢の東京大学入学を明治 12 年 9 月とする。そ
して藤沢は明治 15 年 7 月，東京大学卒業となる。

英独への留学

　明治 15 年 7 月に東京大学を卒業した後，藤沢に英独への留学の話が持ち込まれる。この件については「故青山胤通君の十年忌に際して」（『遺文集 中巻』p.357，ルビ：筆者）において藤沢は，

　　　「私が明治十五年の七月に大学を卒業しますと，卒業式がありましたすぐ翌日に留学の内命に接したのであります」

と語っている。また「想い出るがまま」（『遺文集 中巻』p.389）には，

　　　「余が理学部の物理学科を卒業すると間もなく菊池大麓先生から，数学専攻の目的を以て留学する意向はないかということを問われた。…… その当時にあっては海外留学ということは，青年の間には鬼の首のように羨望の的となっていたのである，されば余は一も二もなく承諾した」

という回顧録も見られる。ここには「一も二もなく承諾した」とあるが，いくばくかの躊躇もあったようである。

　藤原松三郎の「追想」（『追想録』p.270）には，藤原が昭和 7 年 4 月に藤沢宅を訪問したとき留学のことを質問したとのことで，それに答えた藤沢談話が紹介されている。その中の一節には「自分は洋食が嫌い，バタや牛乳をすかない方で，大して気乗りはしなかったが，祖母が大の賛成でついに受諾することにした」とある。また「想い出るがまま」には，

　　　「余は外国船に乗るまでは洋食が大嫌いであって，余の祖母は余が外国に行ったら干乾しになりはしないかということを痛く心配したのである。…… 洋食じみないもの例えば魚の「ボイル」や馬鈴薯などで，最初の二三日間は空腹を凌いでいたのであるが，段々習い慣れて遂に洋食が好きになったのである」（『遺文集 中巻』pp.392–393）

と記述されているから，後年の藤沢の食通は留学の賜物であったといえる。

　留学の話に戻ろう。「想い出るがまま」（『遺文集 中巻』p.391）には，

　　　「…… 工科の白石，医科の佐藤，理科の藤沢，此の三人だけ内定し，我れ等は一日千秋の思いを以て公式の恩命の下るを待っていたのである。

12

　　　内科の方の人選が中々面倒になってきまらなかった為めに明治十五年も

　　　過ぎ去り，明治十六年に入っても容易に埒が明かなかったのである」

と語られている。つまり医科からの留学生は内科と外科から各 1 名が予定さ
れていて，外科からの佐藤三吉は内定していたが，内科からの留学生の人選
に手間取ったのである。結局のところ，内科の青山胤通が当時の東京大学総
理加藤弘之に直談判を試みて最終的に青山に決まったのである。

　かくして白石はまず米国に行き後に独逸で合流することとなり，藤沢，青
山，佐藤の 3 人は「明治十六年三月十七日タナイス号という小さな仏国郵船
で，横浜港を出帆した」(『遺文集 中巻』p.392) のである。

　東京大学卒業から留学の途につくまでの藤沢は東京大学予備門教諭の職に
あった。明治 10 年 4 月に東京開成学校が東京大学と改められた際に，東京開
成学校の予科的学校であった東京英語学校が東京大学に附属せられて東京大
学予備門となったのである (『五十年史 上冊』p.455)。藤沢の予備門教諭任
官については『五十年史 上冊』(p.925) に，

　　「数学　理学士　藤沢利喜太郎　明治十五年八月二日当門教諭に任ず

　　　　　　　　　　　　　　明治十六年三月九日依願免官」

と記録されている。

　そして藤沢と同年月日付けで物理学及び数学の担当として「理学士 田中正
平」が予備門教諭に任ぜられている。また『五十年史 上冊』(p.681) には明
治 15 年の東京大学の異動記録として「…… 十二月に於て明治十五年物理学
科卒業理学士藤沢利喜太郎に …… 講師を嘱託せり」と記録されているから，
藤沢は東京大学理学部講師を兼務していたことになる。この明治 15 年の 12
月には三輪桓一郎 (明治 13 年仏語物理学科卒業生) が東京大学助教授に任ぜ
られている (p.681)。

　さらに藤沢が予備門教諭に任ぜられた前年の明治 14 年には予備門の数学教
員として中久木信順，谷田部梅吉，大森俊次が教諭に任ぜられ，明治 15 年 7
月 6 日には文部省御用掛の村岡範為馳が予備門数学教員の兼務を命じられて
いる。藤沢に続く記録では，明治 17 年 9 月 1 日付けで隈本有尚が，同年 12 月
19 日付けで保田棟太が予備門数学教諭として任ぜられている (pp.920–926)。

ここまでを年表にすると下記のようになる。

藤沢利喜太郎の学歴を中心とした年表

明治6年 (1873年)	4月10日　開成学校発足（第一大学区第一番中学改称） 8月　開成学校新築 11月4日　外国語学校発足（開成学校から分離）
明治7年 (1874年)	藤沢，早々に新潟から上京 2月　外国語学校入学（英語学下等第四級） 4月　東京外国語学校と改称 5月　東京開成学校と改称 9月　東京外国語学校（英語学下等第三級） 12月27日　東京英語学校設立（東京外国語学校から英語学科が独立）
明治8年 (1875年)	2月　東京英語学校下等第三級 7月　東京開成学校に物理学教場設置（後の仏語物理学科） 　　　（諸芸学科，鉱山学科廃止のため） 9月　東京英語学校下等第二級
明治9年 (1876年)	2月　東京英語学校下等第一級 7月　東京英語学校卒業 9月　東京開成学校入学（予科1年）
明治10年 (1877年)	4月　東京大学創立（9月開講を予定，修業年限4ヶ年） 　　　（このとき，数学物理学及星学科設置） 9月　東京開成学校予科2年 12月19日　東京大学第1回卒業式
明治11年 (1878年)	7月8日　東京大学第2回卒業式 9月　東京開成学校予科3年 12月24日　仏語物理学科第1回卒業（寺尾寿，千本福隆など卒業）
明治12年 (1879年)	7月10日　東京大学第3回卒業式（学位授与式） 7月10日　仏語物理学科第2回卒業（中村精男など卒業） 7月　東京開成学校予科卒業

	9月　藤沢，東京大学入学（第2学年）
明治13年 （1880年）	7月10日　東京大学第4回卒業式（学位授与式） 7月　仏語物理学科第3回卒業 　　　（三輪桓一郎，三守守など卒業，仏語物理学科自然消滅）
明治14年 （1881年）	7月9日　東京大学第5回卒業式（学位授与式） 9月　数学，物理学，星学の3学科を分設
明治15年 （1882年）	7月　藤沢，東京大学卒業，第6回卒業式（学位授与式） 8月2日　予備門教諭に任ぜられる（明治16年3月9日依願免官） 12月　東京大学理学部講師を嘱託 12月　東京数学会社入社
明治16年 （1883年）	3月17日　英独留学のため横浜港を出帆

藤沢の留学時代

　明治16年3月17日横浜港を出立した藤沢は，3月27日香港着，ここでイラワヂー号という稍大型の仏国郵船に乗換え，4月30日仏国馬耳寒港着，夕刻同港を汽車で出発して，翌5月1日に巴里に到着したのである。ここから青山，佐藤は独逸伯林に，藤沢は英国に向かったのである（『遺文集 中巻』p.358，p.392）。

　前述したように，藤原松三郎は昭和7年4月に藤沢宅を訪問し留学のことを質問したのであったが，それに答えた藤沢の談話を藤原は，

　　「菊池先生からは，最初数ヶ月英国にいて，それから独逸に行く様にとのことだった。それで先ずロンドンへ着いてロンドン大学へ入った。其時の教師は Row，Henrici の二人であった。Row は早世したが Clifford の後任としてロンドン大学に来た人である。Henrici はハイデルベルヒ大学の出身で英国に帰化した人であった」

と記録している（『追想録』pp.270–271）。

　また藤沢はロンドンで独逸語の稽古をしたいと考えて独逸語の教師を探したが，結局「ロンドン郊外に独逸から来ている女学生達に英語を教える塾の様なものが見つかって，そこへ入って世話になった」（p.271）と述懐している。藤原の記録はさらに下記のように続く。

> 「Henrici に相談したらば英国はだめだから独逸へ行けと忠告してくれた。それで兎も角伯林へ行った。Weierstrass の講義も一寸聴いたが，分りにくかった。Kronecker は好奇心の為めか自分を時々宅へ招んでくれた。伯林は日本人が多いから，語学の学習にわるいから，何処か田舎の大学へ行きたいと Kronecker に相談したらば，ストラスブルヒの Christoffel を推薦してくれた。そこには Reye も居た。Christoffel の下でドクトルの準備をした。後には図書室の世話等もした。Reye も非常によく遇してくれた。Weber は Christoffel の後任として Christoffel の在職中に来た。Lie がライプチヒ大学へ招聘された時は Christoffel は非常に憤慨していた。彼は独逸で論文の発表を好まず，発表する時は多く伊太利の雑誌へ出した。之は彼が Weierstrass との競争からの結果であった。遺稿は全部焼棄してくれとの遺言だった。ストラスブルヒから再び伯林へ帰った時には Weierstrass は既に故人になっていて，Fuchs が後任として来て居た」（pp.271–272）

　また前述したように，高木貞治は藤沢がストラスブルグ大学に提出したドクトル論文に附載された藤沢の手になる略歴の訳文を『追想録』（pp.230–231）に記載していて，

> 「一八八三年夏，予はロンドンに来り，同年十二月の終，ベルリンに移り，同地大学に入学して，一八八四年夏学期の終まで修業す。
> 　一八八四年九月ストラスブルグに来り，数学の研究を継続す。独逸国留学中，予が教を受けたるは，次の諸氏なり。
> 　アロン，クリストッフェル，ヘルムホルツ，キルヒホォフ，クノオブラウフ，クロネッケル，クント，ネットォ，ライエ，ワイエルストラス。

　　以上の諸氏，特にクリストッフェル，ライエ両教授の薫陶の恩誼に対し
　　て，予は衷心より謝意を表明するものなり」

と記されている。

　したがって明治16年5月1日パリに到着した藤沢は同年夏ロンドンへ行っ
たことになるが，それは7月から8月にかけての頃であったと思われる。と
いうのは，明治45年7月頃の回想として「倫敦^{ロンドン}には若い時分に五，六箇月居
たことがある」(『遺文集 中巻』p.499，ルビ：筆者) と述べているからである。
仮にロンドンに6ヶ月滞在したとすると，下記のようになる。

　　明治16年5月〜6月　　　パリに滞在
　　明治16年7月〜12月　　　ロンドンに滞在
　　明治16年12月末　　　　ベルリンに移る

　その後，藤沢は明治17年1月から夏学期の終わり（7月）までベルリン大
学で学び，9月にストラスブルグ大学に留学したのである。高木貞治の「日
本の数学と藤沢博士」(『追想録』pp.231–233) には，

　　　「ドクトル試験は一八八六年七月に済んだのであったが，其の後先生は
　　再びベルリン大学に若干期間を過ごされた後，明治二十年帰朝……」
　　　「……明治十九年にクリストッフェルの所でドクトル試験通過の後，暫
　　らくベルリンで，特にクロネッケルを聴かれたようである。これは，筆
　　者の想像であるが，クリストッフェルあたりの示唆で，ストラスブルグ
　　に於ける修業の補充をする意味があったのではなかろうか。クリストッ
　　フェル，ライエ，それからクロネッケルの下で先生の数学修業が完成せ
　　られたのであろう」

と記述されている。

　そして藤沢自身も「フクス先生（Lazarus Fuchs）小伝」(『遺文集 上巻』
p.221) において「余が明治十九年に再度伯林に留学せる時に，先生の楕円函
数論の講義を半期間聴聞する事を得たりき」と述懐している。したがって藤
沢のドイツ留学から帰朝までは下記のようになる。

明治 17 年 1 月 ～ 8 月	ベルリン大学に学ぶ
明治 17 年 9 月 　～ 明治 19 年 7 月	ストラスブルグ大学に学び，ドクトル試験を通過
明治 19 年 9 月頃 　～ 明治 20 年 3 月頃	ベルリン大学に学ぶ
明治 20 年 5 月	帰朝

帰朝後の藤沢 ── 帝国大学理科大学の時代

　明治 20 年 5 月帰朝した藤沢は，翌 6 月帝国大学理科大学教授に任ぜられた。東京大学は明治 19 年 4 月に「帝国大学」と改称され，その分科大学（現在の学部）として東京大学理学部は帝国大学理科大学となり，その教授となったのである。

　帝国大学は大学院及び分科大学を以て構成すると定められ，設立当時は法科大学，医科大学，工科大学，文科大学，理科大学の 5 分科大学であったが，明治 23 年には農科大学が増設された。また帝国大学の修業期限は 3 ヶ年，各学年は下記の 3 期に分けられた。

　　第 1 学期 ： 9 月 1 日 ～ 12 月 24 日（105 日間）
　　第 2 学期 ： 1 月 8 日 ～ 3 月 31 日（83 日間）
　　第 3 学期 ： 4 月 8 日 ～ 7 月 10 日（94 日間）

　帝国大学理科大学の学科課程には「本学に左の七学科を設け修業の期限を各三ヶ年とす」とあり，数学科，星学科，物理学科，化学科，動物学科，植物学科，地質学科が列挙されていて，開設当初の数学科の内容は，

　　第一年 ： 微分積分，純正数学，物理学，力学，球面星学，星学実験，
　　　　　　数学演習，物理学実験，独語
　　第二年 ： 純正数学，幾何光学，最小二乗法，力学，高等物理学，
　　　　　　物理学実験，数学演習，独語
　　第三年 ： 純正数学，力学，高等物理学，星学，数学演習

となっていたが，明治 26 年 9 月 9 日の改正によって，

第一年 ： 微分積分，解析幾何学，力学初歩，球面星学，数学演習，
　　　　　物理学実験
第二年 ： 微分方程式論，楕円函数論，高等幾何学，最小二乗法，力学，
　　　　　高等物理学，高等数学雑論（随意），数学演習，物理学実験，
第三年 ： 函数論，力学，高等物理学，数学演習，数学研究（随意），
　　　　　星学理論（随意），力学（随意）

と改められた。

　明治19年の開学当初は菊池大麓を理科大学長とし，数学科の教授は菊池大麓，助教授は三輪桓一郎であったが，『五十年史 上冊』には，

　　「明治二十年五月三十一日理学士藤沢利喜太郎教授に任じ数学授業を担任す。八月二十四日助教授三輪桓一郎学習院教授に転任し，尋いで九月十九日再び助教授兼任を命ぜらる」（p.1362）

と記録されている。そして明治26年9月7日帝国大学に講座が設けられ，「数学第一講座」及び「応用数学講座」を菊池大麓が，「数学第二講座」を藤沢利喜太郎が担当することとなり（p.1364，p.1367），明治30年6月に「東京帝国大学」と改称される頃まで菊池・藤沢体制が続いたのである。

　帰朝後の藤沢は，欧州留学時代の経験から，日本という国家の安定と秩序を維持することの重要性を強く意識しており，その一良策としての生命保険事業の普及を企図したのであった。実際，『生命保険論』（文海堂，明治22年7月12日）の緒言においては，

　　「本書の編纂は，余が嘗て欧州に在るの日，欧州諸国に於て虚無社会等の破壊主義が暴威を逞（たくまし）うする現況を目撃し，後来此主義の我国に入るを予防する一良策は，本邦に於て生命保険事業を普及せしむるにあることを確信し，重き国恩の万分一に報いんとする微衷（びちゅう）に出でしものにして……」（ルビ・下線：筆者）

と明治人気質の気概が述べられている。

　このような観点に立つ藤沢は，現今の我が国の生命保険の事業はまだ幼稚であり，保険事業の確立は目下の急務であると考え，早くも帰朝の2年後に『生命保険論』を刊行したのである。

　ところで，藤沢は東京大学卒業の明治 15 年の 12 月に東京数学会社（明治
10 年 9 月創立）に入社していた。これには菊池大麓の勧めがあったと推測さ
れる。この東京数学会社は数学訳語を一定にするために明治 13 年 9 月から数
学訳語会を開催していたが，藤沢の帰朝時にはすでにその活動を終えていた。

　藤沢は数学訳語を選定することの重要性を強く意識していたから，数学訳
語会の出版物や菊池大麓，寺尾寿の著書などを参考にしつつ帰朝 2 年後の明
治 22 年 2 月 4 日に『數學ニ用ヰル辭ノ英和對譯字書』（博聞社）を刊行した
のである。

　また帰朝後の藤沢は当時の日本の混沌とした算術教授法を目の当たりにし
て，その改良に取り組む決意をし，推敲に推敲を重ねること 7 年にして『算術
条目及教授法』を明治 28 年 4 月 12 日に刊行したのである。初版の著作兼発
行者は藤沢利喜太郎，発売所は丸善株式会社及び三省堂であり，第二版（明
治 35 年 6 月 17 日）の発行・発売は大日本図書株式会社であった。その緒言
には，

　　　「其の条目教授法の混沌錯乱せるは，余が嘗て予想せるものよりも尚お
　　　一層甚しきを目撃し，遂に断然意を決し，学術専攻の余暇を以て算術教
　　　授法改良の方法を講究することを思い立ちしは，実に明治二十一年同二
　　　十二年の交なりし」

と記述されている。藤沢はさらに続けて，

　　　「明治二十三年七月文部省尋常中学校教員講習会の開設に際し，余は其
　　　の委員を命ぜられたり。余は，余が算術条目教授法に関する考案を開陳
　　　して，講習員諸子の参考に供し，亦諸子の意見に照らして，余の考案を
　　　改良せんと欲し，自ら請うて算術科を受け持てり。則ち七月下旬より八
　　　月下旬に亘り，四週間，上野美術学校の講堂に於て，毎週四回の講述を
　　　為せり」

と述べた後，

　　　「此れより前き明治二十二年理科大学簡易講習科の設置に際し，余は又
　　　算術科を受け持つことになり，爾後三年間，算術の講義を担当し，余の

　　考案を実地に試みることを得たり」

と簡易講習科での講義に言及している。つまり帰朝後の藤沢は，

　　明治 22 年　　　理科大学簡易講習科における算術教育の講義
　　明治 23 年　　　文部省尋常中学校教員講習会における算術教育の講義

を担当することを通して算術教育の改良を志すようになったのである。藤沢
は『算術条目及教授法』の緒言において，

　　「原来余の最終の目的とするところは，本邦算術条目教授法四分五裂の
　　有様を拯わんとするにあり」（ルビ：筆者）

と自身の目的を述べつつ，

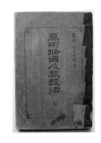

　　「……本書の考案は七年の星霜を経
　　過し，其の間三たび稿を起し，今や漸く
　　本書を公にするの運びに達せしも，更
　　に之れを閲読するときは，余の心尚お
　　未だ満足せざるところあり。余の考案
　　中には尚お不充分なるところあらん。

『算術条目及教授法』初版

　　而して余の掛念は竟に尽くるの期なし」（ルビ：筆者）

と述べて未だ満足していないことを率直に表明しつつも，『算術条目及教授
法』刊行の翌明治 29 年には算術教育に関する自身の考えを具体化した教科書
『算術教科書』（大日本図書株式会社）の上巻を 5 月 12 日，下巻を 11 月 27 日
に刊行している。これら両書の刊行によって算術教育に関する藤沢の基本的
構想が形を整えたことになる。

　　また藤沢は明治 31 年 3 月 16 日に『初等代数学教科書 上巻』（大日本図書
株式会社，下巻は同年 9 月 30 日発行）を刊行していて，緒言に，

　　「本書は余が明治二十二年より同二十五年に至る三年間自ら初等代数学の
　　授業を担当せる当時立案せる旧稿を骨子とし 算術に連続する様に編纂せる
　　もの なり」（下線：筆者）

と述べられているように，『初等代数学教科書』は『算術教科書』（明治 29 年）

に連続するものとして編纂されたのである。したがって帰朝後の藤沢は算術教育だけでなく代数教育についても並行して考究していたことがわかる。

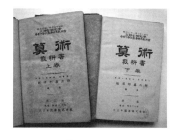
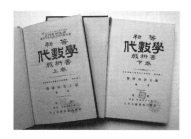

『算術教科書』（上巻，下巻），『初等代数学教科書』（上巻，下巻）

　なお，藤沢は幾何学の教科書を書かなかったが，それは藤沢帰朝の翌年に恩師である菊池大麓（1855–1917）によって『初等幾何学教科書巻壹』（大日本図書株式会社，明治 21 年 9 月 20 日発行，巻貳は明治 22 年 1 月 10 日発行，合本は明治 22 年 4 月 20 日発行）が刊行されていたからである。

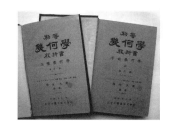

菊池大麓『初等幾何学教科書』

東京帝国大学理科大学の時代

　明治 30 年 6 月 22 日勅令第 208 号により帝国大学は「東京帝国大学」と改称された。それは同年月日の勅令第 209 号により第 2 番目の帝国大学が京都に設立され「京都帝国大学」と称せられたためであった。東京帝国大学理科大学は明治 34 年 7 月に物理学科を理論物理学科と実験物理学科とに分離したが，それに伴って数学科の学科課程も下記のように改められた。

第一年 ：　微分積分，幾何学，代数学初歩，星学及最小二乗法，
　　　　　　理論物理学初歩，理論物理学演習，数学演習
第二年 ：　函数論，幾何学，部分微分方程式論，代数学及整数論，
　　　　　　力学，球函数（随意），「ポテンシアル」（随意），物理学実験

第三年 ： 函数論，幾何学，代数学及整数論，力学，高等数学雑論（随意），
数学研究（随意）

　この改正によって学科課程に「代数学」が現れているが，これはドイツから
明治 34 年 12 月 4 日に帰朝した高木貞治を東京帝国大学理科大学助教授とし
て数学第三講座（代数学）を担当させるためであった。ただし高木の助教授
任命は留学中の明治 33 年 6 月 14 日となっている（『追想高木貞治先生』高木
貞治先生生誕百年記念会［代表者：河田敬義］，昭和 61 年 8 月 25 日，p.279）。
　『東京帝国大学五十年史 下冊』（pp.466–467）には「…… 各講座の担任分担
等に関する異動を記すこと左の如し（数字を挙げずして線のみを施せるもの
は担任等の大正八年以後に及ぶものに属す）」として，各講座の担当者などに
関する記録が見られる。それによれば，

　　数学第一講座
　　　明治 26 年 9 月 9 日　　　　（担任）教授　菊池大麓
　　数学第二講座
　　　明治 26 年 9 月 9 日　　　　（担任）教授　藤沢利喜太郎
　　数学第三講座（明治 34 年 4 月増設）
　　　明治 34 年 12 月 25 日　　　（担任）助教授　高木貞治
　　数学第四講座（明治 35 年 3 月増設）
　　　明治 35 年 9 月 25 日　　　（担任）助教授　吉江琢兒^{たくじ}

となっている。こうして明治 34，35 年に至って菊池・藤沢に高木・吉江が加
わって理科大学数学講座の陣容は充実したものになったのである。高木貞治
と吉江琢兒は共に明治 27 年 7
月理科大学入学で藤沢の教え子
であるが，もう一人の教え子に
林鶴一^{つるいち}（明治 44 年 2 月に東北
帝国大学教授に就任，大正 8 年
2 月日本中等教育数学会初代会
長）がいた。
　林鶴一は明治 26 年 7 月の入

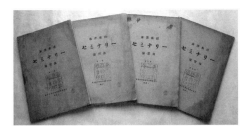

『藤沢教授セミナリー演習録』

学で高木・吉江より 1 年先輩であるが，林は在学中にチフスに罹患して 1 年
休学したため，卒業は高木・吉江と同じ明治 30 年 7 月であった。当時の学
科課程には第三年次に「数学研究（随意）」があったが，これは「藤沢セミナ
リー」とも呼ばれ，『藤沢教授セミナリー演習録』（表紙下には「東京数学物
理学会編纂委員 編纂す」とある。明治 30 年 10 月 16 日発行）の第二冊には
下記の 3 本の論文が収録されている。

- 林鶴一　　　　「e 及び π の超越に就て」
- 吉江琢兒　　　「似眞寫影」
- 高木貞治　　　「あーべる方程式につきて」

　帝国大学が東京帝国大学と改称された明治 30 年の 9 月に尋常中学校教科
細目調査委員会が設置され，藤沢はその委員となっている。数学科教授細目
を担当した委員は藤沢の他に菊池大麓，寺尾寿，生駒萬治であった。この教
授細目はその後長きにわたって中学校（旧制）の数学教授内容を規定した明
治 35 年 2 月 6 日制定の中学校数学教授要目の原型となったものである。

　この教授細目の影響を一部受けながら明治 34 年 3 月中学校令施行規則が
制定されて教授内容が削減されたが，菊池・沢柳論争の結果，明治 35 年 2 月
6 日に中学校令施行規則は改正され，同時に中学校教授要目が制定されたの
であった。このときの数学教授要目は菊池・藤沢イズムを基調としたもので，
基本的に昭和 6 年の改定まで存続したのである。

　東京帝国大学と改称された翌々年の明治 32 年に，藤沢は夏期講習会（明治
23 年 7 月文部省尋常中学校教員講習会が開設）において 300 人近い多人数の
講習員を対象に初等数学教授法について講述したが，その内容は宮崎團治郎
によって筆記され，翌明治 33 年 10 月 16 日に『数学教授法講義筆記』（大日
本図書株式会社）として刊行された。その緒言は「明治三十三年五月三十對
足日（Antipode day）太平洋上エムプレス ヲヴ ジャッパン号の読書室に於
て」書かれたもので，

　　　「今や海外出張の命に接し何時本書を公にすることを得るや殆んど際限
　　　を知ること能わざると，世上本書の出版を促さるること日一日よりも急
　　　なるとに会し，嘗て成るべく速かに本筆記を公にせんことを予約せるの

　　言責を思い，遂に不本意ながらも，宮崎氏の手に成りて未だ余の一読だ
　　に経ざる筆記を其儘稿本として公にすることとせり」（ルビ：筆者）

という一文が見られる。

　つまり藤沢は明治 33 年 8 月仏国パリで開催された第 2 回万国数理学会議
に出席するため緒言の執筆は太平洋上となったのであり，結局のところ藤沢
の一読なくして稿本として出版されたのである。確かに『数学教授法講義筆
記』の表紙には「第一版（稿本）」と記されている。なお藤沢による「第二回
万国数理学会議景況」は『遺文集 上巻』（pp.229–241）に収録されている。

　藤沢は算術教育改良を志した明治 21，22 年以来 10 余年にわたって数学教育
に関する考究を続けたのであり，その結果刊行した著書は下記のようになる。

　明治 28 年 4 月 12 日　『算術条目及教授法』（第二版は明治 35 年）
　明治 29 年 5 月 12 日　『算術教科書』上巻
　明治 29 年 11 月 27 日　『算術教科書』下巻
　明治 31 年 3 月 16 日　『初等代数学教科書』上巻（明治 41 年 11 月改訂）
　明治 31 年 9 月 30 日　『初等代数学教科書』下巻（明治 41 年 11 月改訂）
　明治 31 年 12 月 20 日　『算術小教科書』上巻
　明治 32 年 2 月 28 日　『算術小教科書』下巻
　明治 33 年 5 月 28 日　『続初等代数学教科書』
　明治 33 年 10 月 16 日　『数学教授法講義筆記』

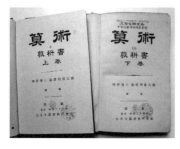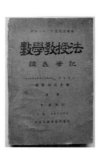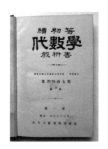

『算術小教科書』（上巻，下巻），『数学教授法講義筆記』，『続初等代数学教科書』

　これ以後における藤沢自身の数学教育に関する著書はないから，数学教育
に関してはこの 10 余年間が藤沢の最も多産な時期ということができるが，そ

の後もしばらくは藤沢の考究は継続したようである。たとえば藤沢は『東京物理学校雑誌』（第 180 号，明治 39 年）の東京物理学校創立満 25 年記念に際しての記念号へ「算術科教授細目案の比較研究」を寄稿している。これは旧稿中よりの一編であると断り書きされている。その前文に，

> 「……少しにても余暇あれば則余の脳裏を往来する算術の初歩教授法改良に関し，明治三十三年海外旅行中公務の余暇を以て調査する所あり。帰朝の後三十四年の夏季休業を利用して算術初歩教授法と題するものを編纂することを企てたり」

と述べられているから，『数学教授法講義筆記』刊行の翌年から『算術初歩教授法』とでも題される著書の執筆を始めたことがわかる。続けて藤沢は，

> 「全編数十章より成る予定にて，其中の十二三章は辛うじて骨組だけは脱稿せるも，遂に之を完成すること能わず」

と述べているように，この書が日の目を見ることはなかった。なお「算術科教授細目案の比較研究」は『遺文集 上巻』（pp.247–298）に収録されている。

　また明治 42 年 1 月 22 日訂正三版発行の『改訂初等代数学教科書』の書末に掲載された広告欄には「初等代数学教授法 全一冊 近刊（明治四十二年三月出版）」と見られるが，どういうわけか出版されなかった。このように明治 34 年以後も藤沢は余暇を見つけて数学教育に関する著書の執筆を継続していたのであるが，『算術初歩教授法』及び『初等代数学教授法』が出版されなかったことは誠に残念なことである。

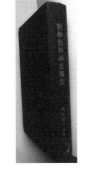

『数学教科調査報告』

　藤沢が数学教育に関して携わった最後の仕事は，明治 43 年数学教科調査委員会長に就任し明治 45 年英国ケンブリッジで開催された第 5 回万国数学者大会に提出するため，

- 数学教科調査邦文報告十五冊
- Divisional Reports on the Teaching of Mathematics in Japan
- Summary Report on the Teaching of Mathematics in Japan

の3冊を編集したことである。その邦文報告書15冊は合本とされて明治45年に『数学教科調査報告』として刊行されている。

　藤沢は英国ケンブリッジ行きを「想い出るがまま」(pp.494–515) に書き綴っているので，その旅程を抜き出せば次のようになる。

　明治45年6月16日の夜東京を出発し日本海を渡って浦鹽港着，そこで露都ペートルスブルグ経由伯林までの通し切符を買い，19日の夕刻浦鹽を発して21日に哈爾濱着，22日イルクツク着，26日ウラル山中の亜細亜欧羅巴の境界を過ぎ，28日早朝モスコー着，29日朝露都ペートルスブルグ着，7月1日夜半伯林に向けて出発，伯林から瑞典のストックホルムへ行き，そこから独逸のハンブルヒ港へ行き，10日午後9時にハンブルヒ港を出帆し，12日午前6時に英国のハリッチ港着，倫敦行きの列車で午前8時頃にリバプール・ストリート停車場着であった。

　倫敦では倫敦ロイヤル・ソサイチー創立250年記念式典に参列するなどした後，8月初めに大陸行きを思い立ち巴里へ行き，そこから瑞西に入ってヌーヴヴィル市に旧知人ルーバ夫人を訪問し，その後バーゼル市着，そこから留学時代のストラスブルグへ行き，ライン河下りを願ったが大雨，出水のため断念し，英国へ戻って8月21日から28日までケンブリッジで開催された第5回万国数学者大会に出席したのであった。

東京帝国大学理学部の時代

　大正7年12月5日に大学令が公布され修業年限は4ヶ年以上と改められ，大正8年2月6日の帝国大学令の改正によって分科大学は学部と改称され，東京帝国大学には法学部，医学部，工学部，文学部，理学部，農学部，経済学部が設置された。大学令公布の前年大正6年8月に菊池大麓は他界していたし，藤沢は大正8年に理学部長事務取扱に就任の後，大正10年に依願免官となった。その後の藤沢は大正12年に文政審議会委員，大正13年には帝国学士院より選出の貴族院議員として学問の世界から政治の世界へと足を踏み入れることになるから，数学と数学教育への貢献に見るべきものは少ない。

　ただ文政審議会委員として中学校（旧制）の第一種・第二種課程設置の問題

に関わって，数学科の授業時数の確保に尽力した。この件については国枝元治が「藤沢先生の追憶」（『追想録』pp.253–257）で次のように回顧している。

　国枝は「日本中等教育数学会を代表して先生を訪問し，文政審議会に於て数学教育のために大いに活動されんことを御願した」のであるが，それに対する藤沢の返答は下記のようなものであったという。

　　　「自分は之については一定の意見を持って居る，而して其の意見の如何なるものであるかは今は言うわけには行かぬ。又君もよく知って居るだろうが，余の意見たるや自分のくせとして誰人が何と言おうと少しも之を変更などはしないのである。従って頼まれたから尽力するとか，頼まれないから尽力しないとかいうことは絶対に致さない。自分の信ずる処に向って進み，決して他人の言によって行動する様なことは致さないから左様に思って貰いたい」（『追想録』p.256）

　国枝は「実は多分左様に言われるのではなかろうかとは内々予期しないでは無かったのであります」と述べた後，

　　　「其後伝聞する処によれば，先生は文政審議会に於ては中学校数学科の極めて大切なることを論ぜられ，第一学年から第五学年に至るまで五年間を通して必修科目として之を課し，其の時間としては毎学年毎週四時間以上（従前の通り）は是非配当せねばならぬと強く主張されたのであります」（『追想録』pp.256–257）

と述懐している。

　このように藤沢は数学教育に対する支援を惜しまなかったが，その立場は数学教育界の内からではなく外からであった。前述した第5回万国数学者大会出席以後の藤沢は，保険事業に取り組む他に，東京帝国大学理学部長事務取扱（大正8年），学術研究会議会員及び中央統計委員会会員（大正9年）を務め，大正10年10月に依願免官となり，その翌月に正三位を叙位されている。

藤沢の晩年

　『遺文集 中巻』に掲載の年譜によれば，

大正 11 年	米国マッサチュセット州ウィリアムス・タウンに於ける政治学会より聘せられて，講演をなす。
大正 13 年	文政審議会委員を命ぜらる。
	関東震災に際し，小石川区諏訪町邸宅類焼，居を鎌倉別邸に移す。
大正 14 年	帝国学士院より選出せられ，貴族院議員に任ぜられる。
昭和 6 年 12 月	品川区五反田の新邸に移る。
昭和 7 年	帝国学士院より貴族院議員に再選せらる。
	学術振興会理事となる。
	法制審議会臨時委員を命ぜらる。

となっているから，晩年の藤沢は数学教育の世界から政治の世界へと転身したといってもよいと思われる。

藤沢は大正 14 年 3 月 29 日の日本アクチュアリー会創立 25 年記念会において講演をしているが，その中で「特に最近二三年間は比例代表の研究に没頭していた」と述べていて，雑誌『太陽』（第 33 巻第 1 号，昭和 2 年 1 月）には「普選に対する感想」を寄稿するとともに，昭和 3 年 2 月 20 日に行われた我が国初めての普通総選挙の結果を統計的に研究する目的で『総選挙読本』（岩波書店）を刊行している。

また藤沢は大正 14 年の簡易生命保険積立金運用委員会において運用の根本方針について陳述しているし，昭和 4 年には「大衆普選と簡易保険」を執筆している。また貴族院での演説も数回行なっているが，昭和 4 年 3 月 24 日の演説では選挙法中改正に関するものである。さらに死去前年の昭和 7 年 11 月には法制審議会での演述を補足するために「選挙法の改正と比例代表」（謄写版）を草している。このように晩年の藤沢は普通選挙法と簡易生命保険に強い関心を抱いていたことがわかる。

晩年の藤沢は胃潰瘍や心臓病に苦しめられ，昭和 8 年 12 月に入ってから漸次全身の衰弱が増して寿命を終えたとのことである。『遺文集 中巻』に掲載されている年譜の最後は「昭和 8 年 12 月 23 日 薨去。12 月 28 日谷中墓地に葬る」となっている。この薨去とは「親王または三位以上の人」の死去に対して用いられる言葉である。

第2章　遠山啓の生涯

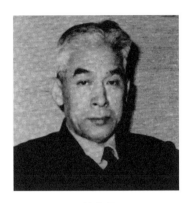

遠山 啓
『数学と社会と教育』より

遠山の誕生から大学入学まで

　昭和54年5月1日株式会社ほるぷ出版
から遠山啓著『数学の広場』の別巻として
『数学ハンドブック』が刊行された。この
書の中に遠山自筆の年譜が「一数楽者の肖
像」と題して掲載されている（pp.22–27）。
執筆時は「1979.3.1」とあるから死去の約
半年前である。遠山は晩年になって自身の
ことを"数学者"ではなく，好んで"数楽者"
と称していた。

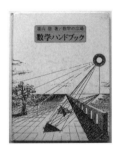

『数学ハンドブック』

　この遠山の自筆年譜をもとにして作成された遠山の年譜が『ひと別冊 遠山
啓追悼特集 その人と仕事』（太郎次郎社，昭和55年2月25日）及び友兼清治
編著『遠山啓 行動する数楽者の思想と仕事』（太郎次郎社，平成29年3月10
日）に掲載されている。さらに遠山は晩年になって回顧録的な随筆集ともい
える『水源をめざして』（太郎次郎社，昭和52年1月25日）を刊行している
ので，これらを参考にして遠山の生涯を概観してみよう。以下では上述の4
冊をそれぞれ「自筆年譜」，『特集』，『友兼』.『水源』と略すことがある。

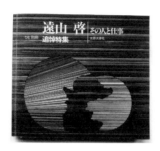 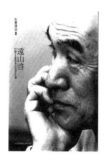 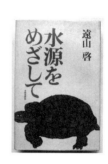

『ひと別冊 遠山啓追悼特集』，『遠山啓』，『水源をめざして』

　遠山は明治 42 年 8 月 21 日，朝鮮の仁 川において，父・一治，母・リツの長男として生まれた。遠山には姉がいたが子どもの頃に亡くなり，それと入れ違いに生まれたとのことであるから，一人っ子として育ったことになる。父は若くして校長職にあって朝鮮に赴任していたのであり，母も小学校の教師であった。遠山は生まれてまもなく母とともに郷里の熊本県下益城郡小川町に帰ったため，朝鮮の記憶はまったくないとのことである。朝鮮に単身赴任となった父は遠山が 5 歳のときに朝鮮から帰国する予定であったが，腸チフスに罹患して亡くなった。

　この父の死について遠山は「死について」（『水源』所収）において次のように回顧している。遠山はまだ見たことのない父が帰ってくるのをそれこそ一日千秋の思いで待っていたのであるが，父が腸チフスにかかったという知らせが届き，母が急いで朝鮮に渡ったのであるが，7 月の初めに死を知らせる電報が届いたのであった。父の死の衝撃は非常に大きく，何か異様な叫び声をあげてその場に倒れたほどであったという（『水源』p.174）。そしてノイローゼみたいになって 30 分ごとに尿意をもよおすというやっかいな病気にとりつかれたのであった（『水源』p.224）。

　遠山は大正 5 年小川町尋常小学校に入学し，初めて手にした教科書に感動を覚えたとのことであるが，「1 年の成績が 1 番になったが，そのことによって遊び仲間が少なくなってしまい，うれしいとは決して思わなかった。というより，なぜ成績などをつけて公表するのか疑問を抱くようになった」（「自筆年譜」p.22）と述懐している。大正 7 年，9 歳のとき東京に移住し，渋谷の

千駄ヶ谷第一小学校に編入した。その前年の遠山 8 歳のときに父方の祖母が亡くなり，小学校の教師をしていた母が東京での就職を考えていたので，遠山と母，母方の祖母の 3 人で叔父を頼って上京したのである。

大正 11 年，13 歳で東京開成中学校に入学し，2 年生のときに東京府立第一中学校（現在の日比谷高等学校）に編入した。その中学 2 年のとき関東大震災にあい，家の下敷きになって危ういところを命拾いしたとのことである。この頃から自分の好きなことしかやらないという性癖はますます高じていったようであり，3 年になって幾何の魅力にとりつかれたと語っている。また母と 2 人の間借り生活という窮屈な息苦しい暮らしをしていたので，そこから 1 日も早く逃れたいと思い，中学 4 年から猛烈な受験勉強を開始したのであった。

猛勉強のおかげで大正 15 年（昭和元年）旧制福岡高等学校（後身は九州大学教養部）に入学した。遠山 17 歳のときである。東京から福岡へ移住した理由については，母が結核を患い療養のために実家のある福岡に帰郷することになったという事情があったらしい（『友兼』p.28）が，植村敏彦の「友として，主治医として」には，

　　「……一高が駄目で福岡へ来たのかな，と考えていた。（このことは，今度入院されたとき確かめたら，福岡に伯父さんがいたので，最初から福岡を希望したのだ，といわれた。）」（『特集』pp.269–270）

と記されている。

高校 1 年のとき遠山の人生観に深い影響を与えた祖父が亡くなった。その頃の高校は授業日数の 3 分の 1 までは休んでもいいことになっていたので，授業にはできるだけ出ないで図書館に入り浸るとともに，古本あさりをして手当たり次第に本を読んだ。遠山は後に「あの時代ほどほんとうの勉強をしたことはほかになかった」（『水源』p.215）と述懐している。

福岡高校で同期生であった永吉吾郎は「わが友・遠山啓 福岡高校のころ」（『特集』p.263）において「彼は学校と眼と鼻の浪人谷という所に下宿していたが，その勉強振りはひときわ異彩を放っていた」と語っているし，その時期の遠山について「独学でフランス語，イタリア語，ロシア語などを勉強し

ていた。数学も高校程度以上の函数論，整数論，集合論，群論などを勉強していた。トルストイやドストエフスキイなどを読破し，哲学も勉強していた。その抜群の哲学的な思考力をもって，真理への愛に存分の情熱を注いでいた若き日の3年間の勉強は羨しいほど充実したものだった」と回顧している。

　福岡高校在学の遠山は将来天文学者か地質学者になろうと思っていたが，3年の頃学校の図書館で見つけたカジョリの『方程式論』を読み，その中の「群」の理論にすっかりとりこにされてしまった。やっと微分・積分までしか知らなかった当時の遠山にとって群という考えはひどく難解であったが，それだけに魅力があり，図書館の本に手あかがつくまで何度も繰り返し「かたいクルミを割るようにして」読んだのであった。そしてこの本で知った群の魅力にとりつかれて大学で数学をやることに決めたのである（『水源』p.216）。

東京帝国大学から東北帝国大学へ

　昭和4年4月東京帝国大学理学部数学科に入学した。入学の頃は当時の小石川の指ヶ谷の妙伝寺という寺の境内にある家をかりて住んでいた（『特集』p.106）。同期に早川康弌，1年先輩に山崎三郎がいた。しかし入ったとたんに遠山は幻滅を感じた。高校より程度の低い講義をする教授がいてすっかり嫌気がさしたのである。遠山はそのことについて，

　　「私は大学の講義のくだらなさにすっかりあいそをつかして講義にはでなくなった。なにしろ，坂井英太郎という教授の講義がたいへんな代物で，高校でやった曲線追跡のもっとこみいったやつをながながとやらせる。この人はなかなか意地悪で，予告なしにテストをやるので，出席していないとたちまちばれるしくみになっていた」

と回顧している（『水源』p.188，ルビ：著者）。

　このような回顧は遠山だけでなく，早川康弌も「学問的内容はひくくて計算技術だけをしこむ課目があり，1年間に不意打ちの試験を10回やり，2回休むと単位を出さないというのがあった」（『特集』p.106）と述べている。

　遠山の自筆年譜には「2年ほど籍を置いて退学する」と記されているが，退

学届は坂井英太郎教授の定年退職を見届けてから提出したので，書類上は在
学期間 6 年の満期退学で昭和 10 年であった（『友兼』p.33）。遠山は "自主退
学" の後，家庭教師や翻訳のアルバイトをしたりして食べていたが，それでな
んとか生活できたのである。その時代は不況の時代であったが，物価は安く
て，アルバイトをすればなんとか暮らしていけたのである（『水源』p.219）。

　この時期には哲学書や文学書を濫読して数学は留守がちであった。当時は
翻訳書が十分でなかったこともあって，ブレークは英語で，ゲーテはドイツ語
で，バルザックはフランス語で，チェーホフやトルストイは英訳本で読んでい
たらしい。ロシア語も少なくとも数学書は原書で読んでいた（『友兼』p.33）。

　そんな中，物理や化学をやっている友人たちとの量子論や相対性理論の研
究会を通してワイルの『群論と量子力学』に出会い，もう一度数学をやる気
になったのである（『水源』p.219）。

　ワイルの『群論と量子力学』はワイルの本の中でも特別難解な本であった。
難解というよりおそろしく不親切な本で，意味を説明しないで平気で新しい
記号を使ったりするような本であった。遠山は「まるでクルミをかじってい
るように難解である。しかも，ワイルのドイツ語ときたら，名文かもしれない
が，哲学臭のある sophisticated な文章である」（『水源』p.220）と述懐してい
る。しかし難しいと思うと意地になる癖のある遠山は 1 年近くかけて読破し
てしまった。後に遠山は「あのとき，ぐうぜんにワイルの本を読まなかった
ら，何をやっていたかわからない気がする」（『水源』p.220）と回顧している。

　そのうち友人たちが心配して大学の卒業証書だけは取っておけとさかんに
勧めてくれたのである。そこで遠山は改めて東北帝国大学に入学したのであ
るが，その間の事情について遠山は下記のように語っている。

　　「例の教授は定年でいなくなったから，もういちど東大にはいるという
　　方法もあったが，それはいやだった。東大というのはなんとなくはだに
　　あわないと思っていたからである。友人が全国の大学でいちばん楽に卒
　　業できるのはどこかを調べて，それが東北大学であると知らせてくれた。
　　私は気のりしなかったが，熱心な友人に義理をたてる意味もあって，東
　　北大学にはいった。ただ卒業証書をとるためであった」（『水源』p.228）

　こうして遠山は昭和10年4月東北帝国大学に入学したのであった。東北帝大では代数学を専攻し，卒業時は藤原松三郎についた。ここは3年間で卒業したのであるが，卒業証書さえ取ればよかったのだから取得単位数は最低限であったとのことである。

　遠山の友人永吉吾郎の回顧談によれば「卒業させてくれないものだから，仕方なく昭和9年も秋を過ぎて東大を止める決心をし，翌10年春，東北大の数学科に再入学した」とのことで，10月16日付の遠山の手紙から，

　　「学校のことで面倒なことがあって，色々うるさかったが，矢張，止めるより他に道がないらしい。唯一人の感情を害したことが，こうも祟るものかと思った。尤も勉強の方はそれと無関係にやっているから差支えはないが。……」（『特集』p.265）

という内容を紹介している。また遠山の東北帝大受験直後の4月11日の手紙には下記のように記されていて，少しの憂鬱さを示しながらも，運命に抗う遠山の剛毅な姿勢が顔をのぞかせている。

　　「今朝仙台から帰って来た。試験は出来た。又学生になるわけだが，ちと憂鬱だ。しかし東北大学の所在地は閑静ないい所だ。三年間で何かまとまった仕事をやり遂げようと考えているが，……」（『特集』p.265）

　遠山は「思えば，ずいぶんまわり道をしたものである。まっすぐいったら二十二歳で卒業するところを二十八歳で卒業したのだから，六年間のまわり道をしたことになる」（『水源』p.228）と語っている。

　しかし内面的に得たものもあって，第1に学歴というレールを脱線してもなんとかなるという一種の度胸のようなものができたこと，第2に学校というものを冷静に眺めるようになって後の教師生活にずいぶん役にたったことを述べている。遠山は「私は小学校から大学まで「学校不適応児」だったような気がする」と振り返っている（『水源』p.229）。

　こうしてみると，戦後の生活単元学習批判以後の遠山の多彩な数学教育活動の土台は高等学校入学から大学卒業までの12年間に形成されたことがわかる。そして遠山を数学へと向かわせたのは福岡時代に出会ったカジョリの『方程式論』と東大自主退学中に出会ったワイルの『群論と量子力学』であ

り，この両書への想いは「かたいクルミを割るようにして読んだ」と共通している。

就職から学位取得まで

東北帝国大学を卒業した遠山は，昭和13年横須賀の海軍航空隊に数学教官として赴任して神奈川県逗子町に住むことになるが，翌年には海軍霞ヶ浦航空隊の海軍教授として転任することとなり，千葉県柏町に移住した。この頃から代数関数論の研究に没頭するようになり，昭和18年には「超アーベル函数論について」（『帝国学士院記事』）を発表している。

航空隊では，同じ教官でありながら武官の文官に対する高圧的態度に遠山の正義感はよほど我慢ならなかったようである。某武官から遠山の同輩（文官）への横暴ぶりに耐えかねて，遠山はみずから喧嘩を買って出て某武官をやっつけた結果，海軍をやめるはめになってしまった。

永吉吾郎は遠山の海軍との決別について下記のように評している。

　　「戦時中のことではあるし，海軍のほうからやめさせてくれることは考えられない時代にやめることができたのは結果としては最良であった，と述懐していたが，それにしても彼の権威に屈しない反骨精神が躍如としている。西南の役で西郷軍に加担した彼の祖父の血が流れていたのだろう」（『特集』p.266）

遠山は昭和19年海軍辞職の後，東京工業大学助教授に就任する。遠山は随筆「八月十五日前後」において「私が東京工大にきたのは昭和十九年の四月で，終戦の一年ばかりまえであった」（『水源』p.221）と述べている。昭和20年8月15日には専門部の学生を連れて長野県飯田の工場に行っていたが，そこで天皇の「玉音放送」を聞いたのであった。

岩波書店の『世界』（昭和51年1月号）に寄稿した「水源に向かって歩く」は遠山死去の約3年半前の回顧録であるが，そこでは「戦争に勝つなどとはいちども考えたことがなかった。だから，八月十五日に天皇の放送を聞いたときは，ただくるべきものがきたという感じしかなかった」（『水源』p.240）

と述べられている。オイオイ泣きだす学生をみて，なんとなくうしろめたい気持ちになったようであるが，遠山自身の心の奥底にも悲しいとか口惜しいとかという感情がひとかけらでもないかとさがしてみたが，そんなものはひとかけらもなかった。解放感と，いうにいわれぬ安心感でいっぱいだったと遠山は語っている。

　そのような心情の形成は遠山の生い立ちからくるものであろう。遠山は早くに父を亡くしたので祖父に育てられたといってもよい。祖父は西南戦争のとき賊軍に加わったとして財産をなくしてしまった。戦争に出ている留守の間に役人たちが財産の名義を書き換えて横領してしまったので，無一物になってしまったのである。そういうことから，祖父は役人と明治政府を憎むようになった。

　たとえば，敵側だった乃木少佐がいかにまぬけで戦さの下手な軍人であったかを，寝物語におもしろおかしく話してくれたりした。さすがに天皇をあからさまにけなすことはしなかったが，尊敬すべきものだとは教えなかった。祖父のそういう感情は遠山の幼い心に感染して，ものの考え方の土台をかたちづくったと回顧している。

　遠山は「私は幼年時代から青年時代まで，自分は日本という国に生まれて運が悪かった，と思いつづけながらすごしてきたように思う」と述べた上で，数学を専攻すると決めたことはそのことと無関係ではなかったと回顧している。

　つまり日本の社会というものに絶望していたので，社会や人間と最も縁の薄い数学だったらやれるかもしれないと考えるようになったのである。数学という学問は，証明さえしてしまえば，百万千万の人間が否定してもびくともしないという小気味よさを持っていることが魅力でもあったのである。そのように生きてきた遠山は敗戦までの自分自身を《精神的には隠遁者》であったと振り返り，「そのことをいわないと，八月十五日に私の経験した解放感と安心感は理解してもらえないだろう」と述べている。

　しかし同時に，敗戦は社会と人間に背を向けていた遠山の精神をごくゆっくりとではあるが人間のほうに向け変えていったのである。このときから遠山の精神は社会と人間に向かって歩き始めたのであるが，その精神が表出するようになるにはもう少し時間が必要であった。なぜなら遠山の数学研究は

まだ途上だったからである。

　東京工大での遠山について斎藤利弥は追悼文「30 年前」において「当時の遠山さんは若々しく，多産な数学者であった」と述べるとともに，遠山の学位論文について，

　　「あの頃の遠山さんは，アンドレ・ヴェイユという有名な数学者が1938年に発表した論文「アーベル関数の一般化について」に夢中になっていた。ヴェイユがこの中で基礎を作りあげた理論をさらに深く発展させることが遠山さんの狙いで，その成果は着々とあがっており，中間報告的な短い論文が次から次へと書かれていった。そして，それらの成果が一応の体系をなした 1949（昭 24）年，遠山さんはそれをまとめて「代数関数の非アーベル的理論について」と題する長い論文を完成した。これが遠山さんの学位論文である」（『特集』p.59）

と語り，「数学者としての遠山さんは，解析学の黄金時代であった 19 世紀の数学精神の正統な継承者であり，同時に，職人芸といってもよいほどの達者なテクニックの持ち主であった」と評している。

　また岩澤理論で著名な岩澤健吉は「遠山啓教授の数学的業績」（『数学セミナー』日本評論社，昭和 55 年 3 月号）において，

　　「遠山教授が非アーベル的理論の研究を始められた一九四〇年代の初頭には，そのほとんどが未知の領域であったわけです。そうした時点において，いち早く Weil の論文に着目し，非アーベル的数学の重要性を認識して，戦争中から戦後へかけての困難な時期に際して立派な研究を成し遂げられた遠山教授の御見識と御努力とに対し，衷心より敬意を表します」

と述べていて，代数函数論の非アーベル的数学の分野における先駆的な研究であった遠山論文を高く評価している。

　斎藤利弥はヴェイユから遠山に宛てた手紙を見せてもらったとのことで，その中の「貴下が，私の理論にこれほどの時間と労力とを費やされたことは，私を大へん喜ばせる」というくだりをさし示して，少し照れくさそうに笑っていた遠山の顔が今でも眼に浮かぶと述懐している（『特集』p.60）。

　遠山はこの学位論文によって昭和 24 年 2 月 4 日に東北大学から理学博士の学位を授与され，同年 3 月 31 日東京工大の教授に昇任したのであった。

数学教育協議会の設立

　遠山が学位を取得した昭和 24 年は G.H.Q.（連合国軍最高司令部）の C.I.E.（民間情報教育局）によって算数・数学教育における "一年総落第" が実行された年であった。前年の昭和 23 年 6 月 2 日に「小中学校の学習指導要領算数・数学科編の第 3 章「指導内容の一覧表」の訂正について」（「発教」92 号）が通達され，昭和 22 年に発表された戦後初の学習指導要領の算数・数学科編は早くも改訂されたのであり，昭和 24 年 4 月から表紙の学年表示だけが 1 学年ずつ下げられた算数教科書が使用されたのである。これが "一年総落第" であり，当時の算数・数学教育は混乱をきわめていた。また小学校 4 年生と中学校 1 年生の教科書は生活単元学習のモデル教科書として文部省が編集した教科書が使用されたのである。

　遠山は後に生活単元学習を批判する同志たちとともに数学教育協議会（略称：数教協）を設立して数学教育改革運動を展開することになる。数教協の機関誌は『数学教室』（新評論社，のちに国土社刊）であり引用が多くなるから，これ以後は【S】と略記することとする。

　遠山の「数教協の生いたち 1」（【S】No.114）によれば，長女が学校からもらってきたテスト（2 位数 × 2 位数の問題）の成績がひどく悪かったのに驚き，九九から教えようとしたが，娘のほうでどうしても勉強しようとしないので，腹を立てて庭の木に縛りつけ，「勉強しなければ，いつまでも解いてやらないぞ」と言い渡したことがあったとのことである。

　しかし後で学校に参観に行き，「ごっこ遊びで，子どもはがやがや何をやっているかわからない」光景を目の当たりにして，「これは大変だ。日本国中こんな教育をやっているとしたら，日本の子どもはどうなるだろう。これは何とかしなければならない」と考え込まざるをえなかったことを述懐している。

　遠山が授業参観で見た教育すなわち生活単元学習の教育とは，算数・数学のひとまとまりの学習内容（単元）を子どもの生活素材を中心として組み立

てるもので，前述した文部省の小学校4年生のモデル教科書には「遠足のしたく」「お店しらべ」「およぎくらべ」などが単元名として見られる。このような方法では算数・数学の系統的な教科内容は寸断され，必要な知識・技能などの習得は阻害されることになる。

　生活単元学習に疑問を抱き数学教育に関心を持つようになった遠山は，数学者仲間とも議論していたようであり，その一人である山崎三郎は「数教協の生いたちの頃」と題した座談会で「遠山君たちとはしょっちゅういろんな機会に会って，いろんな文句を言ったりしていたわけですよ」（【S】No.230）と語っている。

　遠山は「1950年ごろになって，数学教育というものを少し勉強してみる気になって，そういう研究会がどこかにないものかと探しているうちに山崎三郎君に東京理科大学で数学教育の研究会があることを教えてもらった」（【S】No.114）ので，遠山は昭和25年9月頃東京理科大学（東京物理学校の後身）の研究会に参加したところ，そこで黒田孝郎や中谷太郎と出会うことになったのである（【S】No.50に所載の「数教協の生いたちと雑誌創刊のころ」より）。

　黒田孝郎は「数学教育協議会設立の相談」（【S】No.226）において「山崎先生は，わたくしが昭和16年に東京物理学校の教師として出てきたら，やはり先生も物理学校に教えにきておみえになっていて，懇意にさせていただいていた」と述べているように，戦前山崎は黒田とも繋がりを持っていた。なお中谷太郎は物理学校の出身であった。こうして遠山・山崎・黒田・中谷という4人の出会いから数教協設立の道が拓かれていくのである。

　黒田の述懐によれば，昭和26年2月下旬頃，山崎が黒田の家を訪問し，「近ごろの数学教育はこのままでは駄目だから，一大改革をする必要があると思うが一緒にやらないか」（【S】No.226）という相談をもちかけ，遠山・山崎・黒田の3人で東京工大の遠山研究室で会う約束をした。そして中谷太郎，香取良範にも声をかけ，昭和26年3月7日に小倉金之助宅を訪問して数学教育協議会設立の相談をもちかけたのである。その結果，同年4月16日に池袋の道和中学校（椎名善夫校長）において第1回研究会が開催された。これが数教協の始まり（数教協の設立）である。

　教科書検討や教材研究を中心とした研究会を続ける中で，この運動を本物

にするためにまず会の綱領ともいうべきものを決定する必要が痛感せられてきた。そして昭和26年12月頃，綱領作成をめぐって，数回にわたる会合が持たれ，熱心な討議が重ねられ，その結果生まれたのが数学教育協議会趣旨（草案）であった（旧版の数教協会員誌『研究と実践』No.4, p.9）。起草委員として名を連ねているのは小倉金之助，奥野多見男，香取良範，遠山啓，中谷太郎，山崎三郎の7名である。

数教協は研究会を継続し，昭和27年6月21日には公開の「指導要領検討の会」を開催するなどの活動を展開した。そして教育科学研究全国連絡協議会編『教育』（国土社）のNo.7（昭和27年5月号）には「算数・数学の基礎学力と新教育」と題した座談会形式の生活単元学習批判が，No.22（昭和28年8月号）には「算数・数学の学習指導の方法」が掲載され，数教協の主張が広く知られるようになったのである。

そして昭和28年11月29日，法政大学において第1回全国大会が開催され，数学教育協議会趣旨及び会則が承認されて，初代会長に遠山が選出された。数教協『月報』の号外（12月2日）には「折からの私鉄ストにも拘らず，朝から続々参会者がつめかけ，午前11時頃には100名をこえる盛会となった」と記録されているが，最終的には150名を超える参会者となった。また大会開催日の翌日11月30日には生活単元学習批判を集大成した『新しい数学教室』（新評論社）が発行された。

遠山における "驚異の諸年" ―― 三大発見

遠山は『新しい数学教室』の「はしがき」の最後に「生活単元に対する十分の解毒剤が本書に盛られていることは，かなりの自信をもっていえる」と述べた後に，「しかし真の数学教育を打ち建てるに足る栄養剤が十分あるか，という点になると，率直にいって少し自信がない。栄養剤の方はまた別の機会に発表するつもりである」と書いている。

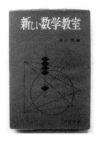

『新しい数学教室』

　つまり生活単元学習を批判し放逐した後に来るべき真の数学教育を構築する仕事への強い意志を表明しているのである。そしてこの頃すでに遠山の脳裏には成算があったと思われる。というのは，『新しい数学教室』発行の 1 年後には『算数の指導計画』（国土社，昭和 29 年 11 月 20 日）を刊行し，その「序」において『新しい数学教室』に欠けていた栄養剤を「ある程度充すことができる」と述べているからである。この書ではすでにピアジェの実験に示唆を受けて，

　　「「量が不変である」という認識を子どもが持っていないとしたら，数学教育にとって今まで気づかれなかった新しいしごとが生まれてくる。それは適当な時期に，適当な方法で「量不変」の事実を子どもに教える，という仕事である。」（p.4）

と述べられていて，量の問題が意識されている。この問題意識は昭和 30 年 2 月 1 日発行の日教組『算数・数学の学力調査』（大日本図書株式会社）に，

　　「乗法をあくまで加法の繰返しとみる自然数主義の立場からは，分数 × 分数，分数 ÷ 分数は理解され得べくもない。なぜならそれはもはや加法の繰返しではなく，速度 × 時間 ＝ 距離とか，長さ × 長さ ＝ 面積のように，本質的には量 × 量なのである」（p.116）

と述べているように鮮明になっている。量 × 量という言葉を明確に述べたのはこの調査報告書が最初であろう。しかし当時は量 × 量といってもせいぜい連続量 × 連続量というくらいの粗い把握の仕方であって，内包量 × 外延量というところまで精密化されてはいなかった。

　遠山における “量の発見” がまとまった形で出現するのは数教協第 6 回全国大会への問題提起として書かれた論文「量の問題について」（【S】No.44，昭和 33 年 8 月号）であった。そして体系的にまとめられた最初の文献が長妻克亘との共著『量の理論 水道方式の基礎』（明治図書，昭和 37 年 10 月）であった。

　上記の論文が発表された昭和 33 年 8 月は，検定教科書『みんなの算数』執筆のための合宿編集会議（於軽井沢）が行われた年でもある。8 月 16 日 〜 23 日のことであり，この編集会議で “水道方式の発見” がなされたのであった。当時を振り返って遠山は「私の雑記帳（2）水道方式の生い立ち」において，

42

　「1958年の軽井沢の合宿で2年の3ケタの加減をどうするか，について行きづまって四苦八苦していたとき，ふと「常に逆転せよ」（Immer umkehren!）という言葉を思い出しました。これはドイツの数学者ヤコービ（1804–1851）の言った言葉で，数学の研究で行き詰ったら，何かをひっくり返してみると，案外に活路が開けて来るものだ，というような意味です。このことは数学の研究をやったことのある人なら，きっと思い当ることがあるに相違ありません」

（【S】No.163，昭和42年5月号，p.37）

と語っている。そして合宿編集会議終了の2日後（8月25日，於国土社）に開催された座談会「新指導要領を解剖する」において遠山は，

　「…… 一般法則へ早く上がって，そこから特殊な場合にもどってくる方式も考えてよい。ぼくは，こういうのを「水道方式」といっているんだ。水を最初に高いところへあげておいて，それから各階へおろしてやる」

と発言している（【S】No.46，p.38）。

　水道方式という言葉が初めて活字になったのはこれが最初である。そして体系的にまとめられた最初の文献が銀林浩との共著『水道方式による計算体系』（明治図書，昭和35年11月）であった。

　遠山は幾何教育においてもユークリッドを批判して「折れ線の幾何」を提案した。幾何教育における折れ線への着眼はすでに昭和31年7月発行の『数学Iのカギ 幾何編』（学生社）に見られるが，この書は高校生向けの学習参考書であり，数学教育の論文として発表されたのは昭和32年の「ユークリッド幾何の教育的位置づけ」（【S】No.35）であり，そして昭和34年の明治図書の雑誌『算数教育』（No.4，7月号）に掲載された論文「図形教育の新しい視点」において明瞭に折れ線の幾何が提唱されたのである。

　遠山は水道方式と同様に「一般から特殊へ」という考え方を幾何教育にも適用して「できるかぎり一般図形から出発しよう」と問題提起をして，三角形を出発点とすることの不適切さを指摘した後，

　「しかし私はこの点ではもっと別のことを考えている。もっと徹底して，三角形のように2次元の図形ではなく，1次元の開いた図形，つま

り開いた折れ線から出発したいのである」（『算数教育』No.4, p.7）

と述べている。これが幾何教育における "折れ線の発見" である。そして体系的にまとめられた最初の文献が遠山の助力を得た長妻克亘による『幾何教育の現代化 ユークリッド幾何の改造』（明治図書，昭和 38 年 6 月）であった。

　以上見てきたように，遠山は昭和 33 年から 34 年にかけての時期に量の理論，水道方式による計算体系，折れ線の幾何という，教育的体系それぞれについて根本的な見地となる 3 つの重要な発見すなわち，

　　量の発見　　水道方式の発見　　　折れ線の発見

という三大発見を成し遂げているのである。筆者はこれを「遠山における "驚異の諸年"」と呼んでいる。

　この "驚異の諸年" という言葉はかのアイザック・ニュートン（I. Newton）に由来している。ニュートンは 1665 年 6 月 ～ 1667 年 1 月ペスト流行のため休校となった大学から生家ウールスソープに帰り，その期間にいわゆる三大発見と呼ばれる「微積分法の発見」「色彩理論の発見」「万有引力の発見」をすべて成し遂げた。その意味で上記の期間はニュートンにおける "驚異の諸年" と呼ばれているのである。なお「量の発見」及び「水道方式の発見」の詳細については第 4 章を参照されたい。

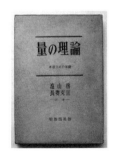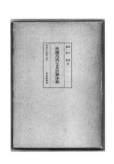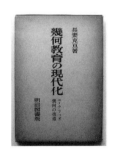

『量の理論』，『水道方式による計算体系』，『幾何教育の現代化』

数学教育現代化の提唱

遠山が数学教育の"現代化"という言葉を用いたのは昭和33〜34年頃である。数教協第7回全国大会（昭和34年8月）では記念講演「現代数学と数学教育」を行なっていて，現代数学の特徴に言及しつつ，現代数学の成果よりむしろ方法が数学教育にとって有効な視点を提供しうると述べている。

そして現代数学の特徴の一つである分析・総合の方法を筆算の計算体系に適用する例を解説した後に，

> 「これは分析を一そう進めることによって要素を減少させた一つの例である。われわれが<u>数学教育の現代化</u>を行なうに当って，この事実はかなり教育的である。…… このような方式を私は水道方式と名づけた……」

と述べている（【S】No.60，p.15，下線：筆者）。この講演は数学教育現代化のための3つの視点すなわち，

- 認識の微視的発展（児童心理学）
- 認識の巨視的発展（科学史，数学史）
- 現代数学（特に，その方法）

を指し示した記念碑的な講演であった。

翌年遠山は『算数教育』（明治図書，No.16，昭和35年7月号）に寄稿した「算数・数学教育の現代化」においても現代化の目標について述べているが，当時は数学教育の"現代化"より

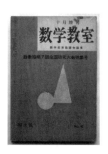

『数学教室』No.60

も"近代化"という言葉のほうが多用されていて，近代化と現代化の関係，相違点などについての突っ込んだ分析はまだ見られない。

遠山は数教協第9回全国大会（昭和36年8月）の報告集に寄稿した「数教協の現段階」（【S】No.89）において，「昭和の改造運動がペリー運動の影響を強く受けたものであって，むしろペリー運動の日本版とよぶことのできるものであった」と，大正から昭和にかけての数学教育改造運動とペリー運動の関連を述べ，さらに続けて，

　「昭和初期の改革運動に対する今日の立場からする厳密な評価を確立する必要はある。われわれはその点について十分の努力をしたとはいえなかったし，そのために数教協の運動がペリー運動の継続であると誤解している人も皆無ではないようである。それは今後われわれが果たすべき理論的な課題の一つであるといえよう」（p.3）

と問題提起しているが，この論調からは数教協の運動が改造運動やペリー運動とは異なる段階のものであることをすでに見抜いていたと思われる。

　数教協の運動は "現代化" であり，ペリーやクラインの運動及びその影響を受けた改造運動は "近代化" と呼ばれるべきものであることは，数教協第 10 回全国大会（昭和 37 年 8 月）での遠山の挨拶の中で下記のように明瞭に語られている。

　「ペリー・クラインの運動は当時において形骸化し，感性から遊離してしまった数学に生き生きとした感性と直観を注ぎ込もうとした。それはその時代においては大きなプラスの意味をもっていた。しかし，それはその反面において数学の論理性に対してややもすれば消極的もしくは否定的となる傾向を内包していた。感性の世界における人間の自由，抽象性の否定という色彩を濃厚にもっていたという点で，それは一つの近代化運動であったといえよう。

　しかし，このような方向の運動は今日ではもはや意味をもっていない。このような近代化をのりこえるところからわれわれの現代化は出発する。

　われわれは，単に感性の回復に満足することはできない。われわれは積極的に論理性や抽象性をわがものとするようなより広く高い意味の数学教育を目ざさねばならない。

　そのような意味で水道方式は現代化の方向を積極的に押し進めたものであるし，それにくらべて量の体系は近代化運動が当然やるべくしてやらなかった分野を現代化の立場から補ったものといえよう」

（【S】No.105，p.4，傍点：著者，下線：筆者）

また遠山は小倉金之助の死去（昭和 37 年 10 月 21 日）にあたって「小倉金之助先生を悼む」（【S】No.106）を執筆しているが，その表題には「近代化運

動の指導者」と明記されている。

近代化と現代化に関する遠山の最も包括的な論
文「数学教育の近代化と現代化」は教育科学研究
会編『教育』(No.153, 昭和38年2月号) に掲載
されている。この論文によって遠山は近代化と現
代化をめぐる理論的課題を基本的に解決したとい
える。その意味において最も重要な論文である。

この論文で遠山は，黒表紙が藤沢理論の数え主
義の上に立っていること，その背後には量の放逐

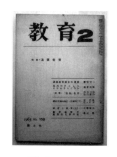

『教育』No.153

という重大な原理が隠されていたことに言及した後，「藤沢の数学教育に反対
して，ペリーの運動の日本への移植につとめ，まさに近代化運動の理論的指
導者であった小倉金之助さえもこの点（量の放逐のこと：筆者）を見逃してい
た」(p.75) と述べている。

小倉は藤沢理論の皮と肉までは切ったが骨は切れなかった。だから藤沢理
論の骨である「量の放逐」は1958年の学習指導要領の中で「割合分数」とい
う新しい着物をつけて再登場することになったと分析している。なお，割合
分数については第4章を参照されたい。

遠山は，ペリー運動すなわち近代化運動が量の体系を作り出せなかったの
は体系化への指向が稀薄であったことが1つの理由であろうと述べ，「これに
くらべると，数計算の指導体系としての水道方式はまさしく現代化の嫡子で
ある」と宣言している。そして，

　　「水道方式はこのように数学という科学のもっている特別の強みを教育方
　　法にとり入れた点に新しさがあり，そこに近代主義の立場に立つ教育学者
　　から憎悪に近い反発をひき出した。そればかりでなく，大正から昭和の
　　初期にかけての改革運動の推進者たちからもはげしい反対をよび起した」

と述べて（p.78，下線：筆者）"近代主義"の分析へと論を進めていく。

遠山の"教育における近代主義論"は「子どもの感性的側面」と「科学の論
理的側面」という二項対比を通して展開されている。この問題は近代化と現
代化の根本に関わる重要な指摘である。遠山は次のように説いている。

　近代主義は個人の解放，自由，独立を大きな目標とし，この原則が教育に適用されると子どもの自由ということが中心となり，子どもの感性的な側面が大きく拡張されてくることになる。それに反して，論理的な側面はむしろ抑制されざるを得ない。なぜなら論理は自由に対する束縛として受け取られやすいからである。論理を子どもの外部からの束縛ととるならば，論理は子どもにとっての敵対者とならざるを得ない。

　近代主義は数学教育においてさえそのような観点に立ったのであり，もっとも典型的な近代主義者であったペリーも論理に対してしばしば否定的にふるまった。数学者のクラインでさえそうであった。数学の論理性を大胆に延長することによって，数学の地平線を拡大しようとしたヒルベルトの公理主義に対してクラインは否定的であった。またクラインの影響を深く受けた小倉金之助は公理主義に対してやはり否定的であった。

　近代化のように論理性，抽象性を恐れるのではなく，それを積極的に取り込んでいこうとするところに根本的な転回点があるのであって，この点にこそ近代化ではなく現代化という新しい言葉が造られねばならない必然性があったと遠山は述べている（pp.79–80）。

楽しい授業の創造

　数学教育現代化の指針に沿って着々と成果をあげていった数教協は，小学校から大学までの「数学教育の一貫カリキュラム」を手中に入れるようになったが，一貫カリキュラムはいわば数学教育全体を見わたす"世界地図"のようなものであり，骨格にあたるものであるから，次には実際の授業をどのように組み立てるかという現実的課題が待っていた。そのことを見越していた遠山は「脚本と演技」（【S】No.133），「新しい授業研究」（【S】No.152）を発表して，授業研究へと軸足を移していった。

　その授業研究の過程で遠山は「楽しい授業の創造」に強い意欲を抱くようになった。そのことに開眼したのは，昭和46年8月ほるぷ出版の企画によって算数の苦手な子ども（小学5，6年生で14名）を集めて八ヶ岳で開かれた算

数教室においてであった。その回顧談が「数学教育とゲーム」(【S】No.273, 昭和50年11月増刊号）に見られる。そこでは,

> 「教材としては誰もやったことのない全く新しいものを選べば，すべての子どもを同じスタート・ラインにならべることができるし，算数ぎらいであることがかえって有利な条件になると予想していた。その新しい教材というのがキャラメルの空箱を使った数あてゲームであった」(p.6)

と述べられている。後に森 毅（当時京都大学教授で数教協副委員長）は「教育運動のなかで」において,

> 「……遠山さんによれば「思いつき」で，ゲーム化したのが，楽しい授業の始まりとなった。「あとで『これは勉強か遊びか』と子どもに聞いてみたら，『おもしろかったから遊びだ』と言ったよ」と語ったときの，遠山さんの嬉しそうな顔は忘れられない。数学を楽しむことで数学者であった遠山さん自身，その心が授業として実現したのだ。それで，遠山さんは数学を数楽と呼ぶようになる」(『特集』p.69)

と述懐している。この森毅の回顧談は第何回目かの数教協全国大会のとき，恒例の"ナイター"と称する夜の車座になってのダベリ会をやったときのことで，筆者も同席していて聞いた記憶がある。あのときの遠山の楽しそうな笑い声は今でも筆者の耳に残っている。

遠山が「楽しい学校をつくろう――われらの新しい課題」という演題で数教協第20回全国大会において記念講演をしたのは，八ヶ岳算数教室の1年後の昭和47年8月のことであり，数教協の大会テーマが「楽しい授業の創造をめざして」となったのは次の第21回全国大会からであった。

昭和48年2月号の『数学教室』(No.237)には松井幹夫「トランプ遊びによる正負の数の加減」，軽井沢サークル「ゲーム『赤と黒』について」が掲載されているし，「ゲームと数学教育」を特集した『数学教室』(No.246)には遠山の「ゲームの導入について」及び「新しいゲーム「富士登山」について」が掲載されている。さらに遠山は『数学教室』(No.251)に「新しいゲーム「鬼ごっこ」」を紹介するなどして，楽しい授業の先導的普及に貢献したのである。

遠山は八ヶ岳算数教室の前年（昭和45年）に東京工業大学を定年退職して

"学校" というものから "完全に自由の身になった" のであり，これがほるぷ出版企画の算数教室に応じる契機となったのかもしれない。

　定年退職の頃の遠山に対して森毅が「先生，定年になったら人相がよくなりましたね」というと，遠山はムスッとした顔で「そりゃそうだよ，きみも早く大学をやめると人相がよくなるよ」と応じ，その眼だけが笑っていたと回顧している（『特集』p.64）。

障害児教育との出会い ―― 原数学の探究

　遠山は八ヶ岳での算数教室を開く約 3 年前の昭和 43 年春，東京都立八王子養護学校の研究会に招かれ知的障害をもつ子どもたちと接するようになり，子どもの発達ひいては人間の発達ということに深い関心を抱くようになった。

　八王子養護学校での実践的な共同研究を通して，障害児教育は「特殊教育」と呼ばれるものではなく，むしろ「一般教育」であり「基礎教育」もしくは「根源教育」であると考え，"教育の原点" であると認識するようになった。そして共同研究の集大成として刊行されたのが『歩きはじめの算数』（国土社，昭和47 年 1 月 20 日）であった。この書（p.15）では，

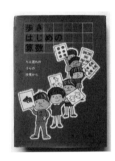

『歩きはじめの算数』

　　「普通児と障害児とのちがいを単なる量的なものではなく，質的なものとみる考え方が現在支配的であるらしい。それならば IQ はなぜ連続的に分布しているのだろうか。質的な差異があるとしたら，IQ は 50 と75 のあいだの子どもは一人も存在しないというような断層があってもよさそうであるが，実際はそうなっていないのはなぜか。これはやはり能力の差が量的で連続的である ことを物語ってはいないだろうか」

と述べて，子どもの能力発達の連続性に言及している（下線：筆者）。

　遠山は障害児教育における算数は量と空間をふまえて組織されるべきであ

50

ると考え，量については数値化される前段階の量すなわち "未測量" の指導を主とし，空間については位置関係を知ることが基礎であるから "位置の表象" という分野が重要であると主張している。

　そして前者についてはモンテッソリの感覚教育での教具を参考にして作成した「はめこみ教具」の利用，後者については「平面方眼，立体方眼」の活用など種々の教育方法を開発したのであった。さらに概念形成そのものに関わる分野の指導が欠かせないとして，分析・総合の思考ができるようにするための方法として「モノの二重分類法」などを考案した。

　以上に述べたような指導法は従来の数学という教科では行われたことのないものばかりであると遠山は述べて，

　　「このような分野を私は「原数学」(Ur-Mathematik) とよぶことにしている。これを他教科にまで拡張すれば「原言語」「原音楽」「原造型」…… ともいうべき分野が新しく開拓される必要があろう。そしてそれらを総称すれば「原教科」という分野が設定できよう。これは人間の精神活動の萌芽形態を探求するためのもっとも興味深い分野となるだろう」

と野心的な問題提起をしている（『歩きはじめの算数』p.20）。

　遠山が提起した「原数学」は "未測量" と "位置の表象" そして "概念形成の方法" という三分野から構成されると考えられて，右のような関連図が示されている（p.38）。

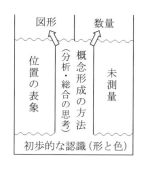

　後に遠山は論文「競争と遺伝優先思想教育との闘い」（上，下）（月刊『人権と教育』障害者の教育権を実現する会発行，（上）は47号で昭和51年6月20日発行，（下）は48号で同年8月20日発行）において，

　　「私は障害児教育をやって，一番大きな教訓を得たのは，どんな子でも発達するということでした。ただし，そのためにはうんと研究しなければいけない。簡単ではないが，可能であるのです。そのまず第一は人間はどんな子どもでも，人間でも，必ず発達するのだということを前提におかなく

てはいけません。もしある教え方をして発達しなかったら，その教え方
が間違っているのです」（（下）の p.12，下線：筆者）

と述べて障害児教育から学んだ教訓を語っている。

　遠山死去（昭和 54 年 9 月 11 日）の後，9 月 23 日に明星学園体育館におい
て本葬が執り行われたが，式場は遠山を敬愛する多くの人が全国から集まり
埋め尽くされていた。筆者も出席したが，そこでの，

　　　　「と お や ま せ ん せ い，あ り が と う」

という八王子養護学校の子どもたちの声が強い印象として心に残っている。

競争原理・序列主義との闘い

　前述の『歩きはじめの算数』が刊行された昭和 47 年 1 月，日教組の第 21
次教育研究全国集会が甲府市で開催され，遠山は「内と外の「能力主義」」と
題した特別報告を行なっている。この特別報告は，

　　　「現在の日本の教育，あるいはとくに日本の文教政策は，いろいろなあ
　　　らわれ方をしていますが，これは結局，「国家主義」と「能力主義」とい
　　　う二つの柱がもとになっていると思います」

と語り始められている（日教組『教育評論』通巻 272 号，p.20）。

　障害児教育から学んだ子ども，人間の発達を教育の任務と考えた遠山は，そ
れを妨げている元凶が“国家主義”と“能力主義”にあることを見抜き，それと
の闘いを宣言したのが特別報告であった。

　この前後の遠山の動きを整理すると，昭和 46 年 8 月八ヶ岳算数教室，昭和
47 年 1 月には『歩きはじめの算数』刊行，日教組全国教研での特別報告，明星
学園の教育顧問に就任，同年 8 月数教協第 20 回全国大会での記念講演「楽し
い学校をつくろう」と続き，昭和 48 年 1 月の雑誌『ひと』の創刊によって親
や教師たちとスクラムを組んだ“教育改革の市民運動”を展開したのであった。

　したがって昭和 46 〜 48 年は遠山が数学教育の分野を飛び越え，子ども・
人間の発達と尊厳を回復するために国家主義と対峙して“競争原理・序列主義

との闘い"へと向かう転換点にあたっている。

　遠山は日教組第21次全国教研の特別報告で用いた「能力主義」という言葉を後に「序列主義」という言葉に変更している。その理由は『競争原理を超えて』(太郎次郎社，昭和51年1月31日，pp.18–19) において下記のように明瞭に述べられている。

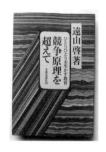

『競争原理を超えて』

　「なんの修飾語もつけないでただ「能力」といったら，それはべつに悪いものではない。悪いどころか，教育とは，がんらい，なんらかの意味で人間の能力をのばす営みなのだから，能力の否定は教育そのものの否定につながりかねない。いや，われわれは，「能力主義」に反対するのであって，「能力」に反対するのではないというかもしれない。それはそのとおりだろう。

　もしそうだったら，その「能力主義」と「能力をのばすこと」とはどうちがうのか。それら二つの本質的な相違点は何かということを明らかにしておかねばならないはずだ。ところが，その相違点を明確にする試みは，すくなくとも私の知るかぎりでは十分になされてはいないようだ。

　その相違点をはっきりさせないで，いともお手軽に「能力主義反対」を叫ぶのだったら，「能力反対」，ひいては「教育反対」と混同されるおそれがある。だから，私は「能力主義」のかわりに「序列主義」という名称をあえて使うことにしたのである。

　広い意味では教育が人間の能力をのばすということは正しい。だから，問題は，そこにはなく，もっとべつのところにある。その能力を直線的に序列づける点が問題なのである」(傍点：著者，下線：筆者)

　最後に述べられている「能力を直線的に序列づける」のが試験・テストであることを遠山は岩波書店の雑誌『世界』(第312号，昭和46年11月号) に掲載された「能力と試験と学校と」において如実に語っている。

　当時の教育「改革」の焦点の1つは高等学校の多様化で，その「先進県」と

いわれたのが富山県であり，普通科と職業科
の割合が 3 対 7 であったことから「三・七体
制」として全国から注視されるようになって
いた。

　遠山は山住正己とともに富山県の教育実態
を視察し，そこでの経験をふまえて執筆した
のが上記の論文である。遠山はこの論文で，
最も心の中に刻みつけられたのは中学生たち
と話し合ったときのことであるとして，

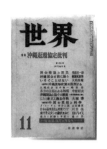

『世界』第 312 号』

　　「一つだけ，固く結ばれた何かのしこりのようなものが，すべての中学
　　生の心のなかに居すわっているようだった。それはテストであり，その
　　テストによってはじきだされた自分の「能力」に対する一種の宿命論で
　　ある」（p.268）

と述懐している。遠山の終生変わらぬテストとその点数による子どもの序列
づけに対する根強い闘争心はこのときに始まった。

　『遠山啓著作集』別巻 1（太郎次郎社，昭和 58 年 10 月 10 日）には「日記
抄」（以下「遠山日記」）が収録されていて，昭和 46 年 9 月 24 日の欄には，

　　「「世界」のための「富山で考えたこと」（27 枚）をかく」
　　「ここ数ヶ月間に大きな思想的変換がおれのなかで起った」

と記され，翌日の 25 日の欄には「昨日，「世
界」の原稿を 1 日 27 枚書いたことは，仕事
に対する自信を回復させた」と記されている
が，この「仕事」とは国家主義・序列主義と
の闘いであった。

　テストの点数による子どもの序列づけへの
批判は遠山のなかに "点眼鏡" という新しい
言葉を生み出すことになる。昭和 52 年 5 月

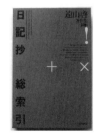

『遠山啓著作集』別巻 1

30 日の『熊本日日新聞』の「熊日論壇」に掲載された記事の見出しは「"点眼
鏡" で子供を見るな」，「点数の根拠は競争原理」であり，

「いまの学校のように，テストばかりやっていると，教師は毎回六十点
ぐらいしか取れない子供を，「あの子は六十点の子供だ」と，いうように，
点数というメガネを通して子供をみる癖がついてしまう。

　この点数というメガネのことを<u>私は「天眼鏡」ならぬ「点眼鏡」と呼</u>
<u>ぶことにしている</u>。この点眼鏡はサングラスのように，それをかけて子
供を見ると，黒か灰色にしか見えなくなってくる」（下線：筆者）

と述べられていて，これが点眼鏡に関する最初期の論説である。遠山は"点
眼鏡"という造語が気に入っていたらしく，それ以後の多くの論文で用いて
いる。

教育の三層構造 —— 術・学・観

　前述した『競争原理を超えて』の刊行と同じ
時期に遠山は筑摩書房の雑誌『展望』（第205
号，昭和51年1月号）に「教育のなかの競争
原理 —— いかにしてそれを超えるか —— 」を寄
稿している。この論文の8つの項目，

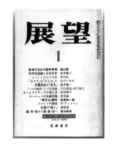

『展望』第205号

　　一　競争原理
　　二　点数とはなにか
　　三　能吏養成学校
　　四　学校ピラミッド
　　五　術
　　六　学
　　七　観
　　八　少しく具体的に

を見てもわかるように，これは遠山教育論に関する総合的な論文である。論
文全体の基調は，競争原理の誤りを指摘し，他人との競争心ではなく，人間
の本性である知的探究心，知的好奇心が十分に発動できるような環境をつく
ることが教育の本来の仕事であることを強調したものとなっている。

　遠山は明治以来続いてきた競争原理の根底には「人間は生来怠け者である」という人間観が横たわっていると批判し，他人との競争ではなく，人間の本性である知的探究心，知的好奇心にもとづく教育の必要性を説いている。

　そして日本中の学校は東大を頂点とする単一のピラミッドのなかに組み込まれることになったが，学校ピラミッドの序列が社会的地位の序列を決定するだけであったら損得だけの問題にとどまるが，序列主義は人間の内面的な価値までも決定すると信じられている点にその深刻さがあると警告を発している（pp.16–21）。

　遠山は序列主義を内部から打ちこわしていくために「術，学，観」という観点を掲げ，第 1 の "術" について下記のように解説している。

　　「これは推論という回路を通過しないでも反射的に発動し得るもので，それは精神と肉体の境界から肉体のほうに拡がっている広大な領域である。主として体育，図工，音楽，などの教科が受持つ分野ではあるがそれに限らず全ての教科はこの術とかかわりを持っている。たとえば数学のようにもっとも論理的だと見なされている教科でも，この術的なものが重要な役割をしめている」（p.22）

　また第 2 の "学" については数学，物理学，化学，……，歴史学などというときの学であって，あまりくだくだしい説明はいらないだろうと述べている。第 3 の "観" について遠山は全体を見渡す広い統一的な展望のようなものだと述べ，分析的な論理によって組み立てられた学の分野とは反対に観の分野では総合の論理が優位を占めると説き，「哲学の慣用語を借りていうなら，術は感性に，学は悟性に，観は理性にそれぞれ対応する」（p.24）と述べている。そして遠山は図を添えて下記のように論述している。

　　「私は術，学，観を構図的にとらえるために，それを一軒の家になぞらえることにしている。土台に当るのは術であり，土台の上に分立している柱は学，それらすべての上にのっかってそれらを統一している屋根が観に相当する」（p.25）

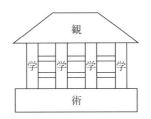

このように "術・学・観" の三層構造を説述した後，遠山は，

> 「現在の能吏養成型とは質的に異なった学校を新しく創り出していこう
> とするなら，この<u>観の自己形成を最終目標とするように組み立てる</u>べき
> であろう。ここで<u>自己形成ということをとくに強調する</u>のは，他人から
> 教え込まれた世界観や人生観は人生の大事に出会うとメッキのようにはげ落ちてしまうからである。人間は自分で苦労して作り上げたものは大
> 切にするが，世界観や人生観も同じである」（p.25，下線：筆者）

と述べて，"観" は教師が教えるものではなく子ども自身が自己形成していくべきものであることを強調している。これが遠山教育論の真髄であろう。

遠山日記の昭和 49 年 4 月 3 日の欄には「術，学，観の問題。もろもろの哲学体系をしらべる」とあるから，この頃すでに "術・学・観" の教育を考究していたものと思われる。そして同年 7 月 14 日の日記欄に見られる記述を遠山手書きの絵図も含めて引用すると，以下のようになる。

「術，学，観
　術：熟練，反復練習（合理化できる）
　　　　教えこみ，鉛筆も削れぬ
　学：科学
　　　分析的，法則的，客観的
　観：自己形成，ゆっくり時間がかかる」

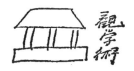

それから約 1 年後，遠山は "術・学・観" の教育に関する前述の論文「教育のなかの競争原理 ── いかにしてそれを超えるか」を執筆したのである。

遠山の晩年

遠山は死去する数ヶ月前まで講演や執筆活動を継続している。昭和 51 年 8 月には数教協第 24 回全国大会（於函館）において「競争原理を超えて」と題して講演を行い，翌年 1 月には『水源をめざして』を刊行している。そして昭和 53 年 8 月の数教協第 26 回全国大会（於蒲郡）では「教育の原点にたち

かえって歩きだそう」と題した講演を行なっている。これが数教協全国大会における遠山の最後の講演である。翌年の 8 月には数教協第 27 回全国大会（於指宿）で「一列縦隊から一列横隊へ」と題した講演を予定していたが，7 月 16 日に入院し 9 月 11 日に世を去ってしまった。

　遠山が死去した昭和 54 年の遠山日記を拾い読みすれば，1 月は国立第 8 小学校での講演，水戸市民会館での講演「教育における競争原理」（1004 名定員，満員），三鷹公会堂での講演「教育の原点にたちかえって」，2 月は関西経済同友会での講演「少なく教えて，多く考えさせる教育 ── 競争原理を超えて」，京都府立勤労会館での講演「数学と社会」，愛知県安城市市民会館での講演「高校教育に期待すること，しないこと」，3 月は「ひと塾」での講演「子どもたちをとりまくもの ── 競争原理から生活指導まで」，兵庫県民大学での講演「算数ぎらいを退治する」，高崎商工会議所での講演「子どもたちに豊かな学力を」，4 月は東京都立大学での講演「いかに生き，いかに学ぶか」，5 月 13 日は「ひと塾」での講演，5 月 27 日は前橋・勢多会館での講演というように毎月講演に出向いている。

　遠山が咳き込むようになるのが 5 月中旬（5 月 18 日の欄に「夕方，ノドがつまり呼吸困難となる」とある）であるから，上記の勢多会館での講演（5 月 27 日）が最後ではなかろうか。

　また朝日新聞での連載「いま学校で」（灘高校長 勝山正躬との往復書簡）の原稿執筆（1 月），「教育の散歩道」の執筆，雑誌『ひと』の編集会議及び連載の執筆，『数学セミナー』の編集会議及び原稿執筆，英単語の分類と「英語入門」の執筆などを手がけている。さらに読書も旺盛で，ツルゲーネフ「猟人日記」，John Holt, Instead of Education,「モンテ・クリスト伯」，トルストイ「コーカサス物語」，「天才の通信簿」，和辻哲郎『古寺巡礼』，徳冨蘇峰『朝鮮役』，羽仁五郎『明治維新史研究』などが書き綴られている。

　日記の 6 月 22 日の欄には「ひどく暑い。33°。4 時，大友外科にいく。まだ咳が出る。痰がだんだん濃くなる。「戦争と平和」を読みはじめる」とあり，その後 8 月 15 日までの記述はなく，次の 8 月 16 日の欄には「7 月 16 日入院。8 月 15 日レントゲン検査。結果はあまりよくないが，植村君に頼んで退院……」とある。その後の記述には体温の記録などが多いが，8 月 22 日の欄

には「「数学独り旅」の構想を少しずつねる」とあるから，病躯をおして次の仕事を構想していたことがわかる。

遠山の戒名は僧侶の資格をもつ無着成恭（当時明星学園の教員，昭和26年3月5日発行の『山びこ学校 山形県山元中学生の生活記録』の編者）によって「普門院遠山道啓居士」と付けられたが，それは「人びとにあまねく門をひらき，遠い山へ向かって真理の道を啓いた人」という意味であった（『特集』p.72）。

なお遠山の業績は『遠山啓著作集』（太郎次郎社，全27巻＋別巻1, 2）に教育論（全5巻），数学教育論（全14巻），数学論（全8巻）に分類して収録されている。別巻1は「日記抄 総索引」，別巻2は「算数の急所 遠山啓講演［カセット］」である。

『遠山啓著作集』

さらに遠山の没後30年・生誕100年にあたる2009年には銀林浩・榊忠男・小沢健一によって企画・編集された『遠山啓エッセンス』（全7巻）が日本評論社から刊行されている。

この各巻の書末には，遠山が深く関わったテーマそれぞれについて，編者のコンパクトな解説が付けられていて，遠山の業績を理解する上で参考になる。

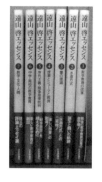

『遠山啓エッセンス』

第3章　開拓者としての藤沢利喜太郎

明治初期の算術教育

　明治5年の学制公布によって我が国は近代公教育への途を歩みはじめ，数学教育においては江戸時代からの伝統的な和算を全廃し西洋数学すなわち洋算を専用する方針が採用された。しかし洋算を教えることのできる教員は少なく，洋算教授のための教科書もままならない状況の中で，文部省は師範学校を設立して洋算教授のための新しい教科書の編纂と教員の養成を企図したのであった。

　師範学校は米人スコット（Marion McCarrell Scott, 1843–1920）の助力を得て『小学算術書』を編纂したが，それはアメリカナイズしたペスタロッチ流の直観主義算術にもとづくデヴィス（Charles Davies, 1789–1876）とロビンソン（Horatio Nelson Robinson, 1806–1867）の初等算術書を種本とした

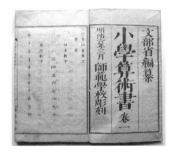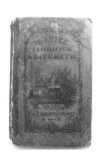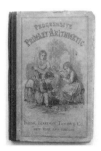

『小学算術書』巻一，Davies' Intellectual Arithmetic，Robinson' Primary Arithmetic

ものであった。この『小学算術書』は全国的に使用されるとともに，師範学校卒業生が全国各地の教育行政に従事したこともあって，ようやく洋算教授が始動しはじめたのである。

　しかし，明治5年の学制による急進主義的教育政策は民力を考慮しないものであって，地租の重税にあえぐ民衆の不満と抵抗は次第に高まり，各地で騒擾事件が続発したのであり，特に明治9年の茨城・三重両県の農民騒擾によって頂点に達した。また明治8年の自由民権派による愛国社の創立などを契機として急激に高まった自由民権運動などの影響もあって，明治政府は急進主義的政策の修正を余儀なくされ，教育の面においては明治12年の教育令公布となった。

　かくして自由主義的色彩の濃い教育令の下で復古主義的な教育思想が表出したのであり，数学教育の面においては珠算が復活し，和算風の求答主義的な算術教育が台頭しはじめたのである。その代表作が尾関正求の『数学三千題』（明治12年1月）である。

　明治10年代は『数学三千題』に代表される"三千題流算術"が広く流行した時代であり，大島孝造の『新撰数学五千題』（明治17年6月）や土屋智の『筆算五千題』（明治18年3月）などもその流れを汲む算術書である。また明治10年代は若林虎三郎・白井毅編纂『改正教授術』（明治16年6月）に代表される開発主義的教授法が影響を及ぼした時代でもあった。

　そして明治20年代に入っても三千題流算術は根強く続き，佐久間文太郎の『算術三千題』（明治24年11月）や渋江保の『算術五千題』（明治25年11月）などが発行された。

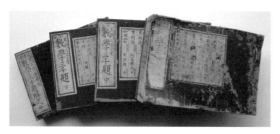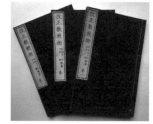

『数学三千題』（上，中，下，解式），『改正教授術』（巻一，巻二，巻三）

明治20年代の算術教育

東京開成学校の仏語物理学科に所属し明治11年12月に東京大学卒業となった寺尾寿は，翌明治12年に天文学研究のためにフランスに官費留学し，天文学と数学を修めた。明治16年帰朝し，3月東京大学理学部講師（28歳）に任ぜられ，翌明治17年6月教授に就任し，星学（天文学）を担当するとともに楕円関数論なども担当した。また明治16年9月に東京物理学講習所（明治14年9月11日創立）が東京物理学校と改称された折に初代校長に就任，明治21年には東京大学天文台の初代天文台
長（33歳）に就任した。

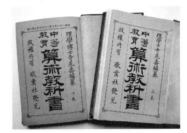

この寺尾はフランス流の理論算術に範をとった『中等教育算術教科書』（敬業社，明治21年2月22日上巻，8月31日下巻）を著したが，この教科書によって"理論流儀算術"は一世を風靡することになる。理論流儀算術を標榜する算術書としては，

『中等教育算術教科書』

上野清	『普通教育近世算術』	（明治21年11月上巻，明治22年4月下巻）
佐久間文太郎	『初等教育近世算術』	（明治22年10月上巻，明治23年5月中巻，10月下巻）
野口保興	『理論応用算数学』	（明治24年1月上巻，6月下巻）

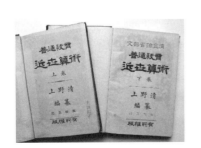
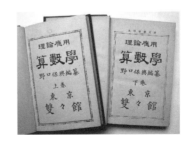

『普通教育近世算術』，『理論応用算数学』

などがある。

　また明治 20 年代初期は教科書検定制度が整備された時期であった。検定前期（明治 19 年度〜明治 25 年度）は，小学校低学年では開発主義的な算術教育が普及し，高学年では問題解法型の三千題流算術が風靡したのであるが，一方では寺尾の教科書に拠って編纂された樺正董の『開発算数学』（明治 22 年 3 月）なども発行された。

　検定中期（明治 26 年度〜明治 32 年度）になると，明治 24 年 11 月 17 日制定の小学校教則大綱にしたがって数範囲をいくつかに区切ってそれぞれの範囲内において四則を同時併行的に扱うという "四則併進主義"（数の多方的所分とも呼ばれる）にもとづく教科書が現れるようになった。その代表作は竹貫登代多の『尋常小学筆算入門』（明治 26 年 2 月），『尋常小学筆算教科書』（明治 26 年 3 月），『高等小学筆算教科書』（明治 27 年 2 月）である。四則併進主義はペスタロッチの直観主義算術の流れを汲むグルーベ（A. W. Grube, 1816–1884）が 1842 年に，

Leitfaden fur das Rechnen in der Elementarschule

を著して主張した説であり，教具としての数図の使用を特徴としている。

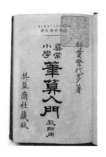 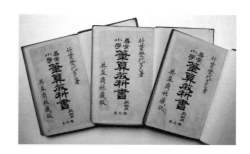

『尋常小学筆算入門 教師用』，『尋常小学筆算教科書 教師用』（巻之壹，巻之貳，巻之参）

　このように明治 20 年代の算術教育はペスタロッチ流の直観主義算術，三千題流算術，理論流儀算術，四則併進主義算術など多様な算術教育思潮が渦巻いていた時代であり，それは藤沢が英独留学から帰朝（明治 20 年 5 月）した時期とぴったり重なっていたのである。

　藤沢が『算術条目及教授法』の緒言において，

　　「其の条目教授法の混沌錯乱せるは，余が甞て予想せるものよりも尚お
　　一層甚しきを目撃し，遂に断然意を決し，学術専攻の余暇を以て算術教
　　授法改良の方法を講究することを思い立ちしは，実に明治二十一年同二
　　十二年の交なりし」

と述べたのは，まさにその算術教育思潮の多様性を指しているのである。

直観主義算術への批判

　明治 20 年代の混沌とした算術教育思潮をつぶさに考究した藤沢は，7 年を
かけて明治 28 年 4 月 12 日に『算術条目及教授法』を刊行したのであるが，
この書は算術についてだけではなく算術に関連して代数や幾何についても言
及されていて，いわば藤沢の数学教育論が凝縮されているとみなければなら
ない。そして 5 年半後に刊行された『数学教授法講義筆記』（明治 33 年 10 月
16 日）と合わせて藤沢の数学教育論を眺望することができる。そこで以後は
前者を『条目』，後者を『講義』と略記することとする。

　藤沢は『条目』の緒言で「原来余の最終の目的とするところは，本邦算術条
目教授法四分五裂の有様を拯わんとするにあり」と述べているように，この
書において当時の算術教授法のことごとくを論破して「数の観念は数えるこ
とより起る」という "数え主義" にもとづく自身の算術教授法を開陳している。

　藤沢はペスタロッチの直観主義を "実物視主義"（Das Princip der Anschauung）
と呼んでいて，「彼は晩年に至りて自ら其の不都合なるを明言せり。彼は実に
一大失敗を為せるなり」（『条目』p.81）と述べるとともに，ペスタロッチの
失敗の原因についての独逸人ウンガル（Unger）の主張を，

　　「執拗なること，段階的なること，欠漏なきこと，に偏頗ならんが為め
　　に，簡単なること，容易きこと，明瞭なること，を犠牲に供するを顧み
　　ざりしが故なり」（『条目』p.81，ルビ：筆者）

と紹介している。

　また藤沢自身も，数の観念を得させるために実物を用いるのは "全く臨機の
方便" にすぎないにもかかわらず，この方便を過度に利用したことが実物視主

義の失敗であったと述べている（『条目』p.139）。

　一方で藤沢は『講義』において，ペスタロッチの直観主義を"直覚主義"と呼び，直覚をすべての学科の基礎に置いたと解説した上で，「彼は多くの場合に於て成功しましたが，算術の場合に於ては全く失敗に終りました」（『講義』p.37）と述べている。藤沢はペスタロッチ算術教授法で用いられる整数掛図や分数掛図を批判した上で，「ペスタロッチが此表を直覚と名づけたることは一つの夢想に過ぎない」（『講義』p.44）と述べ，次のように，数の観念は数えることによって得られることを主張している。すなわち沢山積んである卵を眺めているだけでは数という観念は起らないのであって，

> 「卵を指して一つ，二つ，三つ……と云う様に順にしてゆく動作を数ぞえると云いまして，如何なるものでも箇様に数ぞえて行かなければ数の観念は得られませぬ」（『講義』p.45）

というのである。ただ藤沢も，

> 「数の観念は何かものがなければ得ることが出来ませぬから，其ずっと根源迄遡ると直覚も入用であるには相違ないが，数ぞえると云う動作が一番大事なことです」（『講義』p.45，下線：筆者）

と述べていて，実物の利用を否定してはいないが，それは臨機の方便にすぎず，数観念を得ることの主柱は"数える"という動作にあると主張するのである。

四則併進主義算術への批判

　藤沢は『講義』において，ペスタロッチ直覚主義への批判に続いてグルーベによる四則併進主義算術への批判を展開している。四則併進主義は当時においては"数の多方的所分"という呼称が一般的であったが，藤沢は，

> 「直覚主義などと肩を並べさするのは一寸不都合の様に見えますが，それは唯名前の上から見たからで実際は主義と同格に見做して宜敷いのであります」（『講義』pp.50–51）

と述べていて，"数の多方的所分の主義"という言葉を用いている。もっとも藤

沢は『条目』では“総方論主義”（Das Princip der allseitigen Zahlbehandlung）
という表現を用いている（p.169）から「主義」とみなしていたのである。

　前述したように，四則併進主義は数範囲をいくつかに区切ってそれぞれの
範囲内において四則を同時併行的に扱う行き方なのであるが，藤沢の批判は
数を区切ることに対してではなく，ある一つの数を単独にとってその数の観
念の明瞭性が高められるとすることへの批判なのである。藤沢は下記のよう
に述べている。

　　　「……数の多方的所分の精神眼目は其外にあるのです。何をか其眼目と云
　　うかと申しますと，例えば八を取って有りと有らゆる八の性質を残らず
　　研究するのであります。即ち一を八つ合わせても，四を二つ合わせても
　　結局り外の数より八を出す方法は非常に沢山ありますが，其八を出す所の
　　計算は総てここでやりまして，八と云う数を生徒に充分呑込ませること，
　　即ち八の他の数に対する関係を呑込ませて八なる数を頭の中へ入れさす
　　るのであります。

　　　所が此方法も矢張り失敗しました」（『講義』pp.51-52，下線・ルビ：筆者）

　つまり藤沢は「八を単独に頭の中に入れておく必要」はなく，そのような
所に算術の目的があるのではないと主張し，「故に此数の多方的所分の主張は
間違って居る」と批判しているのである。

　ただし「始めて算術を教授するには，数の範囲を限り，其中にて加減乗除
をすると云う方法は価値あるものであって……」と述べて，「方法は善いが
其目的は善くないのです」と補足し，最後に四則併進主義に対して「余りく
ど過る，冗長過る」との感想を述べ，ヘルバルトの「冗長は教育の大罪なり」
という格言を引き合いに出して戒めている。

三千題流算術への批判

　尾関正求『数学三千題』の凡例に「初学に緊要なる問題三千を撰み，生徒を
し各自詳解熟得，是によって凡そ数技の活用自在ならしめんことを欲す」と
述べられているように，三千題流算術の眼目は問題解法主義あるいは求答主

義にあると言える。

藤沢は「所謂三千題流の惟唯問題数の多きを貴ぶの弊害は余輩敢て知らざるにあらず」と述べて問題数の多きを良とすることを批判しつつも、「然れども此れは算術に於ける問題の性質を誤解せるより出でたるの結果なり」（『条目』p.63）のように"誤解"という言葉を用いて寛容な態度を示している。

したがって三千題流算術の弊害に対して藤沢は「三千題流の弊害たるや、弊害は則ち弊害なりと雖も、原来問題の選択其の宜しきを得ずと云うに過ぎざれば、固より枝葉に於ける弊害にして根本的の弊害にあらず」（『条目』p.90）と述べているように、我が国の算術教育にとって根本的な弊害ではないという評価を下すのである。

藤沢は「器械的に答えさえ得れば可とする所謂三千題流の弊風」（『条目』p.201）とか「無造作なる問題は設令え三千題五千題を解き尽すも一向に功能なかるべし」（『条目』p.75、ルビ：筆者）と述べて三千題流算術を批判しているが、では藤沢は算術教育における"問題"をどのようにみていたのであろうか。それは藤沢の下記の言明から明らかである。

> 「算術に於ける元来の道行きは二三の摸範的問題を解き、其の解法を些細に吟味し、之れに拠て法則を立て、其の後ちは法則によりて各種の問題を解くものとす。故に小学校以上の学校に於て算術を教えるには必しも問題数の多きを要せず、只問題の模範的なるを要す」（『条目』pp.63–64）

つまり藤沢にとっての算術問題は"模範的"であることが重要なのであった。その模範的問題から法則を導き出し、それによって各種の問題を解くことが可能となるように仕立て上げることが重要であると考えていたのであり、その立場から三千題流算術を批判したのであった。

理論流儀算術への批判

寺尾寿は『中等教育算術教科書 上巻』（敬業社、明治 21 年 2 月 22 日）の緒言で「算術の応用は固より無窮なり。設令三千題五千題を解き尽くすも、江海の一滴のみ」と述べているが、これは三千題流算術への批判であり、この

点においては藤沢と共通していた。しかし藤沢が，

　　　模範的問題を提示する ⟶ 法則を導き出す ⟶ 諸問題に応用する

という行き方を推奨したのに対して，寺尾は "理論" の修得を重視して，

　　　定義を置く ⟶ 原則・法則を立てる ⟶ 定理を証明する
　　　⟶ 諸問題に応用する

という展開方式を唱道したのである。

　これが理論流儀算術の眼目である。したがって諸問題への応用に至るまでの道筋に費やされる教科書の頁数は藤沢に比べて寺尾はかなり長くなる。たとえば加法・減法を例にとると，藤沢『算術教科書』の 11 頁に対して寺尾『中等教育算術教科書』では 21 頁を費やしている。したがって，いきおい説明は緻密なものとなる。藤沢はそれを評して「或る部分は高尚に過ぎて難渋なると同時に或る部分は非常にくどくどしく」なると述べている（『条目』p.80）。

　このような寺尾と藤沢の算術教育思想の根本的な相違点は，算術を "学" とみるか "術" とみるかにある。寺尾は，

　　　「元来算術は一種の学（サイエンス）なり。世人は之を何と呼ぶとも，
　　　決して単に術（アーツ）にはあらず」（緒言）

と述べて，算術を理論的に叙述することを主張したのであるが，これに対して藤沢は算術と代数の区別に関連して，

　　　「算術の理論は代数にして，算術の上に代数ありとするときは，算術中
　　　に理論なるものあることなし。…… 証明あることなし」（『条目』p.9）

と述べるとともに，

　　　「普通の算術中には理論なし 亦（また）理論と称すべきものあるを許さざる
　　　ことを表白し，以て理論流儀の汎濫を防遏（ぼうあつ）するの人なかりしりは，本邦普
　　　通教育前途の為めに惜みても尚お余りあることなり」

と喝破しているのである（『条目』p.85，大文字：著者，ルビ：筆者）。

　この "学・術" 論争は，遡れば明治 15 年 2 月 4 日開催の東京数学会社の第 15 回訳語会に端を発している。このとき "Arithmetic" の訳語原案は「算数学」

であったが，菊池大麓は，

> 「「アリスメチック」は数理を論ずる高等のものにあらず。数を算する
> までのものなり。英国などは然りとす。尤も仏国にては広く用ゆれども，
> 多くは代数学に於て広く理を論ぜり。又数学の書に「サイエンス」或は
> 「アート」と種々に用ゆるが，「アルゼブラ」は「サイエンス」にてある
> べし。故に算術を可とす」（下線：筆者）

と述べて，日本における "Arithmetic" は「術」とすべきであって「学」とす
べきは "Algebra" であると主張し，最終的な訳語は理論流儀算術風の "算数学"
は退けられて "算術" と定まったのである。前述した藤沢の言説からみて，藤
沢はこの菊池の意見を踏襲していることがわかる。

　寺尾は東京数学会社の会員であったが，第 15 回訳語会のときはフランス留
学中であったから出席できなかった。したがって帰朝後に知ったこの訳語決
定を苦々しく思ったことであろう。前述したように，『中等教育算術教科書』
の緒言に「算術は一種の学（サイエンス）なり。単なる術（アーツ）にあら
ず」と書いたのは，"算術" なる訳語に対するアンチテーゼの意味を込めたも
のと思われる。

　理論流儀算術は明治 10 年代以後 20 年代に至っても広く流布した三千題流
算術の和算的臭味に飽き足らない算術教育者層に浸透していったのであるが，
この情況を憂いた藤沢は，

> 「會々天の一方より一陣の魔風地を捲いて来り。忽然顕われ出でたる
> は，所謂理論流儀の算術なり。所謂理論流儀の算術は救世主的の容貌を
> 以て四方を睥睨せり。所謂理論流儀の算術は少なくも二十余年の過去を
> 有する本邦算術を蹂躙して殆んど転覆せしめんとせり」
>
> 　　　　　　　　　　　　　　　（『条目』p.56，ルビ：筆者）
>
> 「所謂理論流儀の算術なるものは，其の源を仏算術に発し，余輩が前え
> に述べたる本邦に不適当なる種々の資格を備え，剰さえ既に確定せる本
> 邦に於ける算術と代数との区別を紊乱し，本邦算術の本領を攪乱し，算
> 術を学ばんとする幾多青年子弟をして混沌たる雲霧の中に彷徨せしめた
> るものなり」（『条目』p.57，ルビ：筆者）

と，激しい筆鋒で理論流儀算術を論断したのである。

藤沢による「量の放逐」

　藤沢の理論流儀算術への批判は，算術中に理論を持ち込むことに対してだけではなく，「数学の定義」そのものに対する批判も込められていた。というよりは，藤沢にとってはこちらのほうが重大な問題であったと思われる。寺尾の『中等教育算術教科書』の序論では，冒頭で，

「 数 　　数という思想は同じ種類のものの 聚 れるより起るものなり」
「 量 　　凡て或は増し或は減ることの出来るものを量と名づく」

と規定されている（ルビ：筆者）。
　さらに続いて “連続せる量” と “不連続量”，分数と不尽数（無理数のこと），“計り得べき量”（例：長さ，速度）と “計り得べからざる量”（例：美しさ，健康など）などについて解説され，最後に，

「 数学 　　数学とは計り得べき量の学問の総称なり
　　　　　凡て計り得べき量を名けて数学上の量という
　　　　　例とえば糸の長さ，地面の広さなどは数学上の量にして，物の美さ人の健康の度などは数学上の量にあらず」
「 算術 　　算術とは数学の一部分にして，数の学問なり」

と，数学及び算術の定義が述べられている。
　藤沢はこの「数学は量の学問である」という定義及び「数は同種のものの集まりより起こる」という規定に対して激しく攻撃するのである。
　藤沢は「元来算術の基礎の如きは証明すべき性質のものにあらずして，所謂啓発的に悟覚せしむべきものなり」（『条目』pp.64–65）と述べ，

　　「通例算術書の発端には，
　　　　数の観念は同じ種類の物聚れるより起るものなり
　　と掲げあり。此れは勿論数の定義にあらず。又同じ種類の物とある，其の物とは，如何なるものなりやと云うが如くに窮問するときは竟に際限

なかるべし」(『条目』pp.65–66, 傍点：著者)

と寺尾の規定を批判し,

　　「単に箇々離れ離れの物の一群を観たればとて数の観念を得るものにあ
　　らず。数の観念に達するには是非とも数ぞえざるべからず。二箇或いは
　　三箇と云う様なる箇数の少き物を観て，直ちに其の数を会得する場合に
　　於ても，尚お且つ，実際数ぞえたるより起る観念なり。唯此の様な場合
　　に於ては，数ぞえると云う精神的活動は，非常に短かき時間に，殆んど
　　瞬間に，結了するに過ぎずと」(『条目』pp.66–67, 下線：筆者)

と論述して，“数える”ことなくして数の観念は生じないと主張するのである。
　藤沢は『講義』においても「数ゾへ主義」という一項を設けて詳述してい
て，冒頭において下記のように回顧している。

　　「私は伯林より帰る時に師匠のクロネッケルと云う人から自著の「数の
　　観念に付て」と題する一篇の論文を餞別として貰いました。それにも此
　　数の観念に付てはなかなか能く書てありまして，此時から既に此説を初
　　等教育に実行したいと思って居りました」(『講義』p.56)

　上述したように，数え主義は数概念の成立を“物の集まり”から切り離すの
であるから，遡っていけば数学（算術）から量を排除する思想にその根源があ
ることになる。実際，藤沢は算術書（寺尾の教科書のことであろう）に載っ
ている数学の定義に言及して，

　　「……先ず量とは増減し得るものなりと前え置きしたる後ち，
　　　　数学は量のことを論ずる学問なり
　　と云うものの如し。此れは誤りにして数学は量のことを論ずる学問にあ
　　らざるなり」(『条目』p.132, 傍点：著者, 下線：筆者)

と断言している。
　そして無理数の定義に関連して「量と云う観念を純粋なる数学より排除す
ることは数学者多年の希望なりしなり」と述べた上で，デデキント，カント
ル，クロネッカーなどの尽力に言及した後,

　　「今日は最早，外物の補助を借らずして，純粋の数学的道行きにより不

尽数を整数分数より導き来ることを得る様になれり」(『条目』p.137)

と結論づけている。つまり外物すなわち量に依拠することなく純粋に数学的に無理数を構成できることを根拠にして，数学からの量の排除を論述しているのである。最終的に藤沢は，

　「斯くの如く，量と云う様なる外物の数学（少なくも幾何学以外の数学）に不必要なるは数学其の物の性質中に存在するものにして，従って此の 量と云う様なる外物的観念を数学中より放逐すること（方便として存するは勿論別事なり）は数学者，教育家の多年希望せるところなりし。而して此の希望は今日は最早満足せられたるものなり」

（『条目』p.140，下線：筆者）

と述べて，「量の放逐」は達成されたとの認識を示している。ここで幾何学が除外されているのは，幾何学では長さ，角度，面積，体積などの幾何学的量を排除することはできないと考えたからであろう。

　しかし一方で，藤沢は量を“方便”として用いることまで否定してはいない。このことは，「直観主義算術への批判」でも紹介したように，数の観念を得させるために実物を用いるのは“全く臨機の方便”にすぎないとしていたことにも示されているし，

　「算術は元来数及び数の計算法を論ずるものなり。算術の発端に於て儀式的に量のことを論ずるは数の観念の儀式的説明に附帯せしめんが為めなり。其の他にあっては，量のことを論ずる必要なし」(『条目』p.76)

と述べて，“儀式的説明”という表現も用いている。

　藤沢の『算術条目及教授法』は明治35年6月17日に再版（第二版，大日本図書株式会社）が発行されるが，「第二版の緒言」において藤沢が，

　「其当時（初版発行の頃：筆者）は，所謂理論流儀が極端に渉りて流行せるの後を承け，世は其弊に 窘(くるし)みつつありし折柄なりければ，本書の之に対する論鋒は勢の然らしむる所較々鋭利に過ぎたるの懸念なきにしもあらず。其他其当時の時弊に鑑みて痛論せる個所も亦少なからず。今にして之を読むときは 恰(あたか)も的なきに矢を放つが如き感なくんばあらず。而し

て 今や此れ等の時弊が殆んど全く其跡を絶つに至りし に付ては，本書は
與って多少の効力ありしのみならず，将来此れ等の弊害が再び発芽せん
とするが如きことあらんか，之を未発に予防するの効能なきにしもあら
ざるべし」（ルビ・下線：筆者）

と述べているように，寺尾の理論流儀算術は藤沢の算術教育論の前に敗退し
たのである。

　かくして藤沢は「量の放逐」とそれにもとづく「数え主義」によって理論
流儀算術を排撃するとともに，明治初期から 20 年代に至るまでに興った直観
主義算術，三千題流算術，四則併進主義算術のことごとくを批判して，我が
国の算術教育を制覇し，"算術教育の開拓者" となったのである。

量と数に関する藤沢理論

　藤沢にとっての「量の放逐」は，日常生活にしばしば現れる度量衡の排除
を意味するものではない。では，藤沢は量と数の関係をどのように捉えてい
たのであろうか。藤沢は「数の量に対する関係に二あり」と述べて，

　　「第一に，数は，増減し得るものなりと云う視点の下に於ては，量の一
　　種なり。第二に，単位を以て量を量かる場合には必らずや数を要するな
　　り」（『条目』p.151）

と説いている。

　第一の言明は，「量とあるは，推し広めたる意味に於ける数の意なり」「量
なる辞は数なる辞の代りに用いられることあり」（『条目』p.136）という解釈
と相通じるものがある。そして第二の言明は，藤沢が断固として拒否した，

　　「量，単位を説きたる後ち，爰に初めて 数とは単位の量中に含まるる箇数
　　なり」（『条目』p.150，ルビ・下線：筆者）

という説への反論であり，最初に数えることによって得られた数がその後に
量と単位に適用されることを意味している。

　一方で，藤沢は「算術の冒頭に於て量の顕わるる模様に三通りあり」と述

べて，下記のように説明している（『条目』p.151）。

（第一）　　量そのものとして顕わる，「量とは増減し得るものなり」とある
　　　　　　ものは是れなり

（第二）　　計算を実地に応用する目的物として顕わる，此の場合に於ては，
　　　　　　量なるものは前きの名数なるものに代わるものなり

（第三）　　整数より分数，不尽数を導き出すときに用いらる，則ち最初に
　　　　　　量の部分及び不尽量を説き，此れと単位との関係よりして，分
　　　　　　数，不尽数を説明するものなり

　第一は自然界における量の存在を述べたものであって，さらに藤沢は「量
の観念は数の観念と同じく人間の特性中に存在する自然的のもの」（『条目』
p.151）と補足している。

　第二の意味するところについては名数に関する藤沢の解説に見られる。藤
沢は「金貳拾壹円を七人に分配するとき各の所得如何」（p.148）という問題を
例にして解説している。藤沢によると，この問題を解く本来の分析的順序は，

● 　問題より 21 という数と 7 という数を抽出する。
● 　7 をもって 21 を割り，商 3 を得る。
● 　再び題意にもどって数 3 は 3 円であると解釈する。

であって，これが"本道"なのであるが，習熟の結果としてこれらは瞬時に行
われるようになり，その結果"捷径なる間道"として「21 円を 7 人で割って
答え 3 円を得る」とするのだというのである。藤沢は，

　　　「名数と云う考えはこの辺より出でたるものにして，貳拾壹円，七人，
　　　参円は名数なり」（p.149）

と述べている。つまり第二の場合の量は量ではなく名数なのであって，方便
として量という辞を用いているにすぎないというのである。

　第三について藤沢は，

　　　「第三に至っては，方便中の最も方便的なるものなり。分数，不尽数を
　　　導き出すに毛頭量と云う様なる考を要せざることは前節既に述ぶるが如
　　　し」（『条目』p.152）

と一蹴している。前節で述べたこととは「量と云う様なる外物的観念を数学中より放逐すること」及び「数学は量のことを論ずる学問にあらざるなり」という主張のことである。

　結局のところ，藤沢は「第三なる方便は方便としては良好なりと雖も，算術に於ては用なし」（『条目』p.152）と述べて，第三の場合の量を斬って捨てるのである。つまり藤沢にとっての「量の放逐」は整数，分数などを導出する場合に用いる "量" を放逐することなのであって，度量衡を排除することではない。

　量及び単位についての藤沢の見解は「量とは或は増し或は減ることの出来るものなり。量を計るには，今計らんとする量と同じ種類の一定量を基本とす。此の基本を此の種類の量の単位と名づく」（『条目』p.156）という程度で満足すべしというものであり，儀式的に掲げるものにすぎないというのである。

　最後に藤沢は度量衡法に言及して，「単位と云う辞は既に広く世に行われ別に不都合もなきが故に，断然単位なる辞を算術中に保存することにせり。量を計りて得たる数に単位の名称を附加したるものは名数なり」（『条目』p.157）と締めくくっている。

数え主義をめぐる当時の情況

　これまでも藤沢の "数え主義" については言及してきたが，ここで数え主義をめぐる当時の情況を見てみよう。すでに第1章の「帰朝後の藤沢 —— 帝国大学理科大学の時代」において述べたように，藤沢の算術教育に関する最初の著書は『算術条目及教授法』（明治28年，初版）であり，英独への留学から帰朝した藤沢が日本の混沌とした算術教育を目の当たりにして，7年の歳月をかけ精魂を傾けて執筆した書であった。しかしこの書では未だ "数え主義" という言葉は用いられていない。もちろん下記のように「数の観念は数えることによって起こる」という数え主義の趣旨は述べられている。原文のまま引用する。

　　　「數ノ観念ニ達スルニハ是非トモ數ゾヘザルベカラス，二箇或ハ三箇ト

云フ様ナル箇數ノ少キ物ヲ觀テ，直チニ其ノ數ヲ會得スル場合ニ於テモ，尚ホ且ツ，實際數ゾヘタルヨリ起ル觀念ナリ」（『条目』，pp.66–67）

　それでは『算術条目及教授法』ではどのような名称が用いられていたのか。明治 28 年の初版本（p.139）においては，それは，

　　⟨数は数なり⟩ 主義 （Zahlprincip）

であった。それが明治 35 年の再版本（p.139）においては，

　　數ゾヘ主義 （Zahlprincip）

と名称変更されている。

　したがって藤沢は最初から "数え主義" という言葉を使用していたわけではない。明治 28 年の『算術条目及教授法』の次に刊行された藤沢の著書は明治 33 年の『数学教授法講義筆記』（明治 32 年の夏期講習会での講述筆記録）であるが，その第三回講義では「數ゾヘ主義ニ付テ」となっているから，明治 28 年から 32 年の間に "数え主義" という言葉を用いるようになったことになる。

　数え主義に言及した明治 30 年代の文献にルドルフ・クニルリング原著／佐々木吉三郎解説『数ヘ主義算術教授法眞髓 上巻』（同文館，明治 38 年 12 月 28 日）がある。その「序」において佐々木は下記のように述べている。

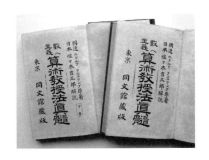

『数ヘ主義算術教授法眞髓』（上巻，下巻）

　　「思うに，我が国に，数ヘ主義を紹介せられたるは，余輩の記憶する所によれば，東京高等師範学校教授波多野貞之助先生が，算術教授法を，学生に授けられたるを，最も早しとすべく，他方に於て，文部省開設の夏期講習会に於て，東京帝国大学教授理学博士藤沢利喜太郎先生が，此の主義を紹介せられたるが如きも，大に普及を助けたるものなるべしと信ず。両先生は，数ヘ主義を，我が国に紹介し皷吹せられたる人々にして，実に，我が国の数ヘ主義の恩師なり」

　佐々木の解説によれば，藤沢に先立って波多野貞之助が数え主義による教授法を講義したのが本邦での嚆矢だとされているが，波多野は教育学者であり，ペスタロッチやグルーベなどの教授法と並列的にクニルリングの説を紹介したにすぎない。

　波多野と佐々木は独逸イエナ大学教授ウェー・ライン，アイゼナッハ師範学校のアー・ビッケル及びエー・シェルレルの共著書を邦訳して『小学校教授の実際 第一学年の部』（同文館，明治35年2月18日）を刊行しているが，その発行は明治35年であるにも関わらず"数え主義"という言葉は使用されておらず，「数観念の陶冶」という項目において「数の系統の建設を判明にする」というクニルリングの算術盤に言及するにとどまっている（p.507）。

　それに対して東京高等師範学校の大瀬甚太郎と中谷延治の合著による『教授法沿革史』（育成会，明治34年9月30日）には，タンクとクニルリングの説が"数へ主義"という言葉で紹介されるとともに「近時数へ主義を奉ずるもの漸く多くなり来れり」（p.188）と述べられている。

　この中谷延治は中谷太郎の実父であり，当時東京高等師範学校講師の職にあった教育学者である。また佐々木の友人である富永岩太郎は『数の心理及算術教授法 一名数へ主義の原理』（同文館，明治35年6月1日）を刊行していて，数え主義が「今より十七年許前にタンク氏及びクニルリング氏等の所説にかかるものなり」（p.156）と紹介している。

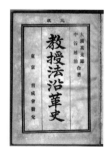
『教授法沿革史』

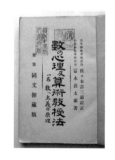
『数の心理及算術教授法』

　以上の考察から，クロネッカー，タンク，クニルリングに言及しつつも"数へ主義"という言葉を用いて自分自身の所説として論述したのはやはり藤沢

が最初であったと思われる。

　佐々木は前述の『数へ主義算術教授法眞髓』において，波多野，藤沢が数え主義を紹介したけれども，その詳細な説明を聞くことができなかったとして，

　　　　「かくて，数へ主義を想像し，誇大し，自家流に解釈するものすらも起りて，あわれ，数へ主義は，我が教授法界の謎となりぬ。（中略）先ず，クニルリング氏より，直接に之を聞き，之を玩味し，之を批判して，数へ主義の何物たるかを捕捉し，発見せらるべし」

と述べている（序 p.7，ルビの○・下線：著者）。

　佐々木が藤沢の『数学教授法講義筆記』を読んでいないとは思われないから，上記のような序文を書いた心意はよくわからないが，少なくとも佐々木には未だ数え主義のなんたるかを理解したとは思えなかったのであろう。

　確かに「数の観念は数えることより起こる」という説は理解できたとしても，それでは実際の計算はどのような考えのもとにどのように行うのかという具体的な教授法については不明な点が多かったのであろう。たとえば富永岩太郎は前述の著書の中で，

　　　　「多方的所分法と数へ主義の教授法とは，之れも方法そのものより見る時は大体に於て大差なし。殊に十以内位の数の教授法などにありては殆ど区別の出来ざる位なり」（p.159）

と述べているほどである。

　そこで藤沢が数え主義について解説している『数学教授法講義筆記』（第三回講義）の中の「数ゾへ主義」にもとづいて数え主義の本質に迫ってみたいと思う。

数え主義の本質 —— 群化主義

　藤沢は『数学教授法講義筆記』（第三回講義）において，一に一足して二，二に一足して三，三に一足して四，……のように「一つ宛足して行くことを数ぞえると云い，数ぞえて得たるものを数と云い，……」（p.58）という説明の後に，数が大きくなれば数えるのは容易ではないから簡便法としての「計

算」が起こってきたと論述している。藤沢は下記のように述べている。

　　「何とか簡便なる方法があるまいかと考うるのは自然の考でありましょ
　　う。即ちそこで計算と云うものが起って来るのであります。故に計算と
　　は一つ宛足して行くことを簡単にする簡便法であります」（p.58）

　つまり加法は「数え足し」なのであり，一ずつの数え足しだけではなく，二
ずつの数え足し，三ずつの数え足し，……の練習をさせる必要があると述べ
ている。そして次に「群」という考えを導入して，

　　「群に分つことによりて数ぞえる時に於ける手数を大に省くことが出来
　　ますから，十進記数法を用いて数の自然列を想像する場合に起る困難を
　　軽減するの用に供するのであります」（p.59）

と述べている。

　つまり，1から始まる自然数列をそのまま脳裏に刻んで用いるのは容易で
はないから，10ずつに群化するというのである。藤沢は続けて，

　　「これ又数ぞへ主義に於ては大切なることであって，つづめて申します
　　れば数を整頓するということであります」（p.59）

と述べて，10ずつの群化を「数の整頓」と表現している。さらに藤沢は，8
個の点をむちゃくちゃに書いたものと整頓して書いたものを比較すると，後
者のほうが明らかに個数を認識できるという例を紹介した後，

　　「それ故に数ぞへ主義を行うと同時に <u>群に分つの必要</u> が起って参りま
　　す。十進記数法は実に此必要に応ぜんがために出来たのであります」

と述べている（p.60，下線：筆者）。

　ここでは“数え主義”と“十進記数法”の関係についての自説を述べているの
であるが，その関係をよく考えてみる必要がある。歴史的には十進記数法の
起源は数え主義より遥か昔にあるのであって，「10ずつの群化」すなわち「10
ずつの群に分けること」と「数えること」とは本来は無関係なのである。

　すなわち数概念が「モノの集まり」から生まれるか「数えること」から生
まれるかという問題とはまったく無関係に，十進記数法は遥か昔に誕生して
いたのである。したがって藤沢の「十進記数法は数え主義の必要に応じて出

来た」という陳述は明らかに史実誤認であり，数え主義の優位性を誇示するための強引な言説であると言わざるをえない。

　藤沢は自身の数え主義を合理化するために，1 ずつ数えることが困難となる何十，何百，……という大きな数に対処するために，数を「群化」して，「群を数える」ことに帰着させたのである。これが数え主義の本質であり，

　　　群化主義 (Gruppeprincip)

と呼ぶことが適切である。

　このような藤沢の言説に正面切って反対の論陣をはる人物はその当時いなかった。藤沢による夏期講習会は明治 32 年であったが，明治 30 年にようやく第 2 番目の帝国大学である京都帝国大学が設立されたばかりであって，東京帝国大学教授の藤沢利喜太郎は絶大なる権威をもって存在していたのである。

　前述の群化主義の考え方について，藤沢は物指を例にして次のように説明している。実際の物指には短い目盛りと長い目盛りがあるが，すべてが短い目盛りだけの物指だと，どれだけの長さであるか判然としない。しかし実際の物指を用いるとそれが可能となる。その理由について藤沢は，

　　　「これは何う云う訳かと云うと，既に物指の上には構造上群に分けてあります。従て其僅かな群の数を数ぞえさえすればよいのでありますから……吾吾は容易に知ることが出来るのであります。数の取り扱いも同じ訳で普通十進法を用いますが，其十進法は即ち数を群に分つ法であって，数ぞえると云うことは大きい数になりますと中中一寸は出来ませぬから，そこで群に分けることによりてこれを助けるのであります。併しながら其根本は何時も数ぞえると云うことより起るものたることは明瞭でしょう」（『講義』p.47，下線：筆者）

と述べている。

　つまり大きい数になると "1 ずつの数え足し" では困難であるから "10 の群の数え足し"，"100 の群の数え足し" を使用すればよいというのである。これが前述した藤沢の群化主義であって，それは数え主義の本質なのであり，数え主義の支柱となっているのである。

　ただ，「1 ずつ数える」ことだけでなく，「群を数える」ことも数え主義の

趣意の範疇に属するという拡大解釈もできないことはないが，「数える」ことと「群に分ける」こととは相互独立的な手法であり，異なる論理にもとづいていると考えてしかるべきである。以上の考察の結果，藤沢の数概念形成論を人間の身体にたとえるならば，

　　《頭は「数え主義」であるが，胴体は「群化主義」である》

ということができる。そして，

　　《胴体を支えている二本足は数の十進構造にもとづく命数法と記数法》

なのである。

　結局のところ，藤沢の数え主義は数概念の形成における「数えること」を至上命題とした主張であったけれども，その背後に数の十進構造にもとづく命数法・記数法を据えたのであり，「数えること」と「10 の群化」を意図的に結びつけることによって，明治 20 年代の混沌とした算術教育を制覇して藤沢流の"日本算術"を確立することができたのである。

藤沢の分数論

　分数について藤沢が『算術条目及教授法』で述べていることは多くない。藤沢は分数教授の困難さについて，『条目』（pp.192–193，傍点：著者）で，

　　「古来算術初歩に於て，分数は教えるに最も困難なるものの一つに数ぞえられたり。独逸の諺に不知の境界に入りて自失することを分数に陥い
　　れり（In die Brüche geraten）と云うことあり」

と紹介しているが，同時に「然れども斯くの如きは，分数教授の困難を想像する大袈裟に過ぎたるものなり」（p.193）とも述べている。

　藤沢は，分数の本性を説明するに際して直線や実物を用いるのは一時の方便にすぎないと述べていて，数概念を得るときに果実，貝殻類などの実物を媒介とするのと同じで臨機の方便にすぎないという立場を表明している。藤沢は分数の本性について，

　　「原来分数は，掛け算の逆なりと云う視点の下に於て，割り算の範囲を推

し広めんが為めに出で来りたるもの にして，分数は何処までも推し広め
られたる意味に於ける数なり。分数を説明し，分数の計算法を講ずるに
は，其の際用いる方便の如何に係わらず，恒に分数の本性を省み，軌道
の外に奔逸せざるに注意すべし」(『条目』pp.193–194，ルビ・下線：筆者)

と述べているから，割り算の結果を表す "商としての分数" が分数の本性であ
ると考えていることになる。

　次に『数学教授法講義筆記』を見てみよう。この書では第九回講義の中で
分数が論じられている。藤沢は，

　　「分数は何うして出来たかと云うと結局り数の割り切れない場合の割り
　　算から出来たものであります」(『講義』p.202，ルビ：筆者)

と述べているから，前述の内容と同じである。続いて藤沢は「それで一番困難
するのは分数の掛け算の場合ですから……」と述べて，分数の乗法（分数 × 分
数）について次のように解説している。

　分数は "正当にいえば数ではない" が，分数を 1 つの新しい数とみなす段階
では "数という言葉の意味が拡張せられた" と見做さなければならない。した
がって "掛ける" という言葉の意味も整数を論じる場合とは異なってくる。

　多くの人は "掛ける" という言葉の意味はすでに確定したものと考えている
が，それは整数の場合に限って当てはまるのであり，「分数のときの掛けると
いう言葉の意味では掛けるとは云われませぬ」(p.203) と藤沢は述べていて，
多くの人はその "掛ける" という言葉の意味を説明しようとして困難を訴えて
いるというのである。結果として藤沢は，

　　「然るに分数を以て掛けると云うことは本来意味のないことでありま
　　す。故に其掛けると云う言葉には勝手な意味をつけて宜敷いのです」

と主張するのである (p.203)。

　藤沢は分数 × 分数の計算方法について，「分子どうしの積を分子とし分母
どうしの積を分母とする」という通常の方法以外に，「分子どうしの和を分子
とし分母どうしの和を分母とする」と定めても，実際には応用はできないが，
"ロジック" としてはこれでもよいとして，下記のように論述している。

　　「それ等を見ても分数に分数を掛けるとは全く規約的のものなりと私の
　　屢々云う所の主意が解りましたろう。然るに簡様な規約的の容易な所で
　　困難を訴えらるる人のあるのは此れは教員が余り考え過ぎるのではなか
　　ろうかと思います」（『講義』p.204，ルビ：筆者）

　では，藤沢は実際の教科書において分数をどのように扱ったのであろうか。
それを『算術教科書 上巻』（明治29年）の「第五編 分数」によって，分数の
乗除を中心に見てみよう。冒頭の「分数の緒論」において，

　　「2を7で割るには如何にすべきか」

と問うて，これを簡単に書き表すに，

　　「先ず2を書き其下に横線をひき更に其下に7を書く即 $\dfrac{2}{7}$ と書き七分の
　　二と読む」

と分数を導入している。すなわち "商分数" であり，

　　「分数とは整数を整数で割りたるものを一つの新らしき数として考えたる
　　ものなり」（p.215）

と説明している。次に，

　　「分数に整数を掛けるには，其分子に此整数を掛ければよし
　　　分数を整数で割るには，其分子を此整数で割ればよし
　　　分数に整数を掛けるには，其分母を此整数で割りてよし
　　　分数を整数で割るには，其分母に此整数を掛けてもよし」（p.218）

と述べているが，その根拠は整数の割り算にある。
　すなわち，実（被除数のこと）は法（除数のこと）と商の積つまり「実＝法×商」
であるから，「実を若干倍するときは商も亦同じ数だけ倍せらる」，「法を若干
倍するときは商は同じ数にて除せらる」（p.74）ということが根拠となってい
る。この根拠が有効であるのは，分数が商分数として意義づけられているこ
とに依拠しているからである。
　以上の緒論を根拠としているから，「分数の掛け算及び割り算」における分
数×整数，分数÷整数の説明は明白であるが，整数×分数の説明は明瞭性に

欠けるように思われる。

その説明は下記のように記述されている（p.242，下線：筆者）。

「一般に或る数に分数例えば $\frac{3}{8}$ を掛けるということは其数の $\frac{3}{8}$ を採るということなり。前節に拠るに，$\frac{3}{8} \times 5 = \frac{15}{8} = 1\frac{7}{8}$，今因数の順序を換えるときは $5 \times \frac{3}{8}$ を得，<u>此れは 5 を八つに割りたる其一つの三倍を採れと云う意</u>なり，即 $5 \times \frac{3}{8} = (5 \div 8) \times 3 = \frac{5}{8} \times 3 = \frac{15}{8}$，故に $\frac{3}{8} \times 5$ と $5 \times \frac{3}{8}$ とは互いに相等し」

この記述中の下線部分は何を根拠としているのか判然としない。この「$\times \frac{3}{8}$」が「8 等分したものを 3 倍すること」であると判明すれば，分数 × 分数の説明は容易である。実際に『算術教科書 上巻』では，

「$\frac{5}{6}$ に $\frac{7}{8}$ を掛けるとは $\frac{5}{6}$ を八つに等分したる其一つを七倍するということにして，$\frac{5}{6} \times \frac{7}{8} = \left(\frac{5}{6} \div 8\right) \times 7 = \frac{5}{6 \times 8} \times 7 = \frac{5 \times 7}{6 \times 8}$」（p.244）

と説明されている。

次に「÷ 分数」を見てみよう。「5 を $\frac{1}{2}$ で割るということは 5 の中に $\frac{1}{2}$ が幾つあるかを索むることなり」と述べ，「1 の中には $\frac{1}{2}$ が分明に二つあるが故に，5 の中には $\frac{1}{2}$ が十あり，乃 $5 \div \frac{1}{2} = 5 \times 2 = 10$」を例示して，ある数を $\frac{1}{2}, \frac{1}{3}, \frac{1}{4}, \frac{1}{5}, \cdots\cdots$ で割るということは，その数にそれぞれ 2, 3, 4, 5, $\cdots\cdots$ を掛けることであると説明し，これを ÷ 分数に適用するのである。

「例 (1)　5 を $\frac{3}{8}$ で割れ」は下記のように説明されている。

「$5 \div \frac{1}{8} = 5 \times 8$ なるが故に，

$$5 \div \underbrace{\left(\frac{1}{8} \times 3\right)} = \frac{5 \times 8}{3} = 5 \times \frac{8}{3}$$

$$5 \div \quad \frac{3}{8} \quad = 5 \times \frac{8}{3} = \frac{40}{3}$$

或は又除数 $\frac{3}{8}$ は $\frac{1}{8}$ と 3 との積なるが故に，被除数を $\frac{1}{8}$ で割りて得る

商を更に3で割りて，

$$5 \div \frac{3}{8} = \left(5 \div \frac{1}{8}\right) \div 3 = 40 \div 3 = \frac{40}{3}\text{」（p.246）}$$

上記に引用した説明の2行目の式変形は未だ判然としないが，

$$5 \div \left(\frac{1}{8} \times 3\right) = 5 \div \frac{1}{8} \div 3 = (5 \times 8) \div 3 = \frac{5 \times 8}{3} = 5 \times \frac{8}{3}$$

という意味なのであろうか，だとすると「$5 \div \left(\frac{1}{8} \times 3\right)$」から「$5 \div \frac{1}{8} \div 3$」への移行，「$\frac{5 \times 8}{3}$」から「$5 \times \frac{8}{3}$」への移行という "2段階の移行" はきわめて機械的・形式的であると思われるが，藤沢にとっては何らの問題もなかったのであろう。したがって前述の "2段階の移行" が了解されれば，一般的な分数÷分数についての説明は容易に行われることになる。実際に藤沢は $\frac{2}{3} \div \frac{5}{7}$ を例として，$\frac{5}{7} = \left(\frac{1}{7} \times 5\right)$ であることを用いて次のように説明している（p.248）。

$$\frac{2}{3} \div \frac{5}{7} = \frac{2}{3} \div \left(\frac{1}{7} \times 5\right) = \frac{2 \times 7}{3} \div 5 = \frac{2 \times 7}{3 \times 5} = \frac{2}{3} \times \frac{7}{5}$$

以上が『算術教科書 上巻』において藤沢が展開してみせた分数乗除法であり，この行き方は『算術小教科書 上巻』の初版本（明治31年）においても基本的に踏襲されている。しかし明治40年2月11日発行の第六版訂正印刷発行本である『算術小教科書 上巻』には変容が見られる。

前述したように，藤沢は「$5 \div \frac{1}{2} = 5 \times 2 = 10$」を説明するにあたって「5を $\frac{1}{2}$ で割るということは5の中に $\frac{1}{2}$ が <u>幾つあるかを索むること</u> なり」（下線：筆者）と述べていた。このように "幾つあるか" という観点に立つならば，÷分数は÷整数に連続していることになり，藤沢はこの観点にこだわりを抱いていたと思われる。その結果として『算術小教科書 上巻』第六版では，分数×分数に先立って分数÷分数を扱う筋道が説明されている。それは次のごとくである。

最初に「掛ける」ということと「割る」ということとの一方は他方の逆であると定めておく。すると一方の意義が定まれば他方の意義は自ら定まることになると説明して，分数÷分数の意義から始めるのである。藤沢は，

　　「幾つ含まれ居るかを索むるという意義に於て「割る」ということに就
　　ては分数の場合に於ても特に「割る」という辞の意味を拡張するの必要
　　なし」（p.184）

と述べ，$\dfrac{5}{7} \div \dfrac{2}{3}$ を例にして次のように説明している。まず，$\dfrac{5}{7}$ の中に $\dfrac{2}{3}$

が幾つあるかと問い，$\dfrac{5}{7} = \dfrac{15}{21}, \dfrac{2}{3} = \dfrac{14}{21}$ であるから，$\dfrac{1}{21}$ を単位に考えれ

ば，15 の中に 14 が幾つあるかを問うに等しいことになり，答えは $\dfrac{15}{14}$ すな

わち $\dfrac{5 \times 3}{7 \times 2}$ となるというのである。このことから，

　　「或る数を分数で割るとは，其数を分子で割りて分母を掛けることなり」

と結論している（p.185）。

　そして続けて“「掛ける」は「割る」の逆”であることから，

　　「或る数に分数を掛けるとは，其数に分子を掛けて分母で割ることなり」

という規則を導き出している（p.185）。

　このような分数÷分数から分数×分数へ至る道筋はそれなりに理にかなっ
ているが，機械的・形式的であることに変わりはない。量を放逐した基礎の
上に計算規則を打ち立てようとする藤沢にとっては，先に見た『算術教科書
上巻』での展開方法と同様に“自然的”な行き方であったのであろう。

藤沢の比例論

　明治期においては「比及び比例」は「歩合算及び利息算」と密接な関連を
もって扱われていた。藤沢はこの両者の指導順序について迷ったようである
が，最終的には「算術（比例まで）」を廃して「算術（歩合算及び利息算まで）」
とすべきであると説いている（『条目』p.197）。

　歩合算及び利息算は普通教育における算術の一大眼目であり，最終目標と
すべきであるというのがその理由であった。歩合算及び利息算は比例の応用
なのである。その比例について，藤沢は『算術条目及教授法』において，

　　「比例は算術中最も味ある部分なるのみならず，比例するという思想は

86

人間普通の思想中最も微妙にして重宝なるものの一つなり。…… 比例は算術の重要なる元素なり。如何なる算術書にても比例を載せざるものは不具の算術書なり」（『条目』pp.198–199）

と述べて，その重要性を説いている。さらに帰一法（Unitary method）に言及して下記のように述べている。

「…… 此の計算法は掛け算割り算の単純なる場合に過ぎざれば，帰一法と云う様なる特別の名称を附するには及ばぬことなり。将た，比例を全廃し之れに代うるに帰一法を以てせんとするに至っては，著者の大いに不同意を表するところなり」（『条目』pp.199–200）

藤沢は上記のような比例の意義を述べるとともに，比例の書き方について「$2:3::4:6$」あるいは「$2:3=4:6$」を推奨している。また比の書き方については $2:3$ や $4:6$ を分数の形に書くことも便利であると述べている（『条目』p.200）が，この考えは『数学教授法講義筆記』では変容している。

以上が『算術条目及教授法』において藤沢が述べている比と比例に関する主要な点であるが，比と比例の指導に関する具体的な論述は『数学教授法講義筆記』及び藤沢の手になる算術教科書を見なければならない。

《比について》

比例（たとえば，$2:3=4:6$）を論じるにあたっては，まず“比”（たとえば，$2:3$）について論じなければならない。藤沢は『講義』の第十回講義「比及比例」において，

「比は此本（藤沢の『算術教科書 下巻』のこと：筆者）に書てある様に何処迄も比であって数ではありませぬ」（p.210）

と述べているように，比を“数”としてではなく“関係”として定義すべきことを説いている。藤沢は『算術教科書 下巻』（明治29年）の「第六編 比及比例」の冒頭において，

「第一の数の中には第二の数が幾つ含まれ居るかを索むる為めに此二つの数を 比べること を第一の数の第二の数に対する 比 を索むという。

比は何なりやという問いに対し充分満足なる答をなすことは甚だむず

かしけれど，先ず第一の数の第二の数に対する比とは第一の数の中に第二
の数が幾つ含まれ居るかという意味に於ける 関係なり というを得べし。

　　第一の数の第二の数に対する 比の値 は第一の数を第二の数で割りて得
る商に等し」（p.1，太字・大文字：著者，下線：筆者）

と述べている。微妙な言い回しであるが「比は関係である」と主張している
ことがわかる。またここで初めて "比の値" という言葉が登場している。

　この "比の値" をより明瞭に表現したのが『算術小教科書 下巻』（明治 32 年）
であり，下記のように述べられている。

　　「甲数の乙数に対する **比** とは甲数の中には乙数が幾つ含まれ居るとい
　う意味に於ける関係なり。

　　甲数の乙数に対する **比の値** は甲数を乙数で割りて得べき商に等し。
　例えば 15 の 5 に対する比は何処までも 15 の 5 に対する比なり。而して
　其値は 15 を 5 で割りて得べき 3 に等し。然れども比の値というべきを
　屢略して単に比ということあり。されば比という辞は比の値という意味
　にも用いらるることありと知るべし」

　　　　　　　　　　　　　　（p.33，太字・大文字：著者，ルビ：筆者）

　つまり比は関係であるといわれるときの "関係" とは，甲数の中に乙数がい
くつ含まれているかという意味の関係なのであるが，いくつ含まれているか
は数で表現できるわけであるから，藤沢はその "数" を比の値と呼び，あくま
でも "関係としての比" との差別化を図ろうとしたのである。

　さらに藤沢は "関係としての比" を強調するために，『算術教科書 下巻』（p.3）
においても『算術小教科書 下巻』（p.35）においても，

　　「実用上往々比というべきところに **割合** という辞を用いることあり」

と述べて，"割合" という言葉を用いている（太字・大文字：著者）。

　藤沢以前の算術教科書の多くは比を "数" として捉えていたから，「比は数
なり」を批判し，比を関係として定義した藤沢であったが，「比の値」という
言葉を用いて "数" としての扱いに道を開くことによって日本旧来の慣習に配
慮したものと思われる。

　藤沢は“割合”という観念をきわめて重要視していて，たとえば『講義』の第十回講義の中の「比例は廃すべからず」の項において，

> 「割合と云う考を与うるのは非常に重要なることであります。実に割合の考がなくては此世を渡ることが出来ませぬ」（pp.219–220）

> 「世間では割合と云う言葉が何れ程用いられて居りますか。何れだけ重宝であるかと云うことを能く御勘考を願いたい。尚お又此割合と云う考を学校では如何なる所で与うるかと云うと，外の学科では行けませぬ。是非とも算術で与えなければならぬです。故に其割合なる考を此所で与うるのは非常に肝要なることであります」（p.220）

のように強調している。

《比例について》

　藤沢は『算術教科書 下巻』において「**比例**とは二つの相等しき比を相等しと置きたるものなり」（p.10，太字・大文字：著者）と述べているが，これは旧来の慣習に配慮したものであり，藤沢自身は倍々関係による比例の定義を推奨している。藤沢は『講義』において「物が比例するとは何う云うことかを書きましたならば次の如くでしょう」と述べて，

> 「<u>二種の名数</u>あり。一方の若干倍が恒に他の同数倍に対応するときは，此二種の名数は互に比例をなすと云う」（p.214，下線：筆者）

と説明するのがよいと主張し，

> 「佛蘭西流の様に比を比の値としますと云うと，<u>二種の量</u>が比例すると云うことは説明し悪くなりますから，矢張り比は二つの量の関係なりと云った方が善いと信じます」（p.215，下線：筆者）

と述べて，「比は関係である」ことを根拠としている。

　この藤沢の第十回講義での一連の講述において「二種の名数」と「二種の量」という2つの言葉が用いられていることには興味をそそられる。つまり藤沢にとって“名数”とは“量”のことなのである。藤沢は“量”という言葉を使いたくなかったのであろうが，うっかり“二種の量”という言葉を使ってしまったとすれば興味深いことである。

　比例問題の解法は種々あるが，藤沢の推奨する比例の定義は明らかに "倍" を鍵概念としているから「倍比例解法」につながると思われるが，藤沢が採用したのは「比例式解法」であった。

　藤沢は第十回講義において「或る品物八個の価参円なるときは，同じ品物五個の価如何」という問題を例にして 2 通りの解法を論じている（p.218）。

　求める値を x として，第 1 の解法は「$x = 3 \times \dfrac{5}{8}$」であり，第 2 の解法は「$8 : 5 = 3 : x$」から「$x = \dfrac{5 \times 3}{8}$」とするものである。

　第 1 の解法は倍比例解法と解釈することもできるが，藤沢は「比を比の値の意味でやっている」と解釈し，「それでは一向に比の甘味が無くなります」と批判している。そして第 2 の解法，即ち比例式解法を採用するのである。その理由には藤沢独特の論調があるので，以下に引用しておこう。

　まず「（比例式）$8 : 5 = 3 : x$」について，

　　　「恰も我我が比を見つめて前項の中に後項が幾つあるかを考えたときの
　　　様に比例すると云う事実其ものをそっくり其所に表わして居ります」

と述べている（p.218）。つまり比例式は "比例する" ということを率直にそして端的に表現したものであるというのである。次に「（計算）$x = \dfrac{5 \times 3}{8}$」について下記のように述べている。

　　　「それから此比例式より計算に移るには考えの上から云いますと余程離
　　　れて居ります。故に其間を結局り飛び越えて行くこととなりましょう。
　　　それでは何うして其間を飛ぶかと云いますと，我我は予め比がなり立つ
　　　時には外項の積は内項の積に等しと云うことを知って居りまして，此れ
　　　は例えば馬の様なものであって，其馬に乗って我我は其間隔を飛び越え
　　　るのです。此飛び越える所が比例の特色であって又甘味のある所で，此
　　　所の頭を使わずに器械的にやるのが即ち簡便法の本色たる所です」

（『講義』pp.218–219）

つまり「（比例式）$8 : 5 = 3 : x$」から「（計算）$x = \dfrac{5 \times 3}{8}$」への移行には距離があって，容易には進めないことを藤沢はわかっているのである。

　藤沢は「外項の積は内項の積に等しいということをあらかじめ知っている」

と述べているが，いかにも強引であり，（比例式）から（計算）への移行を「馬に乗って飛び越える」という比喩を用いているが，これもまた藤沢流の独特な論調である。しかし藤沢はそれが比例の特色，甘味であり，簡便法の本色であると主張するのである。

藤沢のこのような主張はもっぱら比例の重要性を誇大に強調するための言辞であり，比例計算の簡便法たることを主張するためであった。実際の教科書においてこのような主張を展開することはできないことを藤沢は知っていたから，『算術教科書 下巻』においては「外項の積は内項の積に等しい」ことを下記のように説明している。

> 「任意の比例，例えば $35 : 7 = 45 : 9$ よりして $\dfrac{35}{7} = \dfrac{45}{9}$ を得。双方に 7×9 を掛けて $35 \times 9 = 45 \times 7$ を得。此結果を元の比例に対照して，次の言の真なるを知るを得べし。
>
> <u>凡て比例の外項の積は中項の積に等し</u>」（p.11，下線：著者）

藤沢は比の値はなるべく用いないようにしていたが，ここでは止むをえず用いている。なお"中項"とは上記の例では 7 と 45 のことである。

藤沢は上記の説明の前にわざわざ「不名数なる比例を論ず」と述べている。それは量的な意味を考えれば説明がつかないからである。前述の「品物 8 個の価格が 3 円のとき，同じ品物 5 個の価格はいくらか」という問題に即していえば，$x = \dfrac{5 \times 3}{8}$ として答えを得ていたが，分子の 5×3 は「5 個 × 3 円」であるから「個数 × 価格」となり，それが何を表すのか説明がつかなくなるのである。

しかし藤沢はもともと量を放逐したのであったから，不名数の比例としたのは当然のことであり，「外項の積が中項の積に等しい」ことによって比例問題は比例式解法によって器械的に解くことができるという"比例の甘味"を主張したのであった。

《帰一法について》

藤沢は『算術条目及教授法』において「帰一法を採用することによって比例を全廃すること」に反対の意を表明していたが，『講義』の第十回講義にお

いても同様の意見を述べている。むしろ藤沢は，

> 「所謂帰一法なるものは非常に善い方法で此れに付ては私は決して悪い
> とは云いませぬ。これは小学校にて教授して大層都合がよいもので……」

のように，帰一法は良い方法だと述べている（p.217）。藤沢の主張は「所謂
帰一法が悪いのではない。唯それを以て比例を全廃せんとするのが悪いので
す」（p.217）に尽きる。続けて藤沢は，

> 「此事は精しく申しますのですが，大の下巻の始めに其事に付て書てあ
> りますからそれに付て御覧を願ます」（p.217）

と述べている。この「大の下巻」とは『算術教科書 下巻』のことである。藤
沢は『算術教科書』を"大"，『算術小教科書』を"小"と呼ぶのを習慣としてい
る。なお，本来は教科書に載せるようなことではないが，その当時は大層弊
害があったので止むをえず載せたと藤沢は釈明している。

　藤沢は『算術教科書 下巻』の 24 頁から 28 頁に至る 4 頁の分量を費やして
「注意」を掲載し，これは「算術を教授する人の為めにするものなるが故に，
初学者は之を省くべし」と述べている。ここでは「木綿三反の価参円九十六
銭なるときは木綿七反の価幾何なるか」という問題について下記のように 3
通りの解法が示されている。

（第一）　最初に 3 円 96 銭を 3 で割って，

$$木綿 1 反の価 = \frac{3.96}{3} 円$$

を得る（筆者注：ただし原文においては「円」は 3.96 の上に書かれている。以下同様
である）。次にこの木綿 1 反の価に 7 を掛けて，木綿 7 反の価，

$$\frac{3.96}{3} 円 \times 7$$

を得る。

（第二）　最初に 7 反を 3 反で割り，$\frac{7 反}{3 反} = \frac{7}{3}$ を得る。よって 7 反は 3 反
の $\frac{7}{3}$ であることを知る。次に木綿 3 反の価 3 円 96 銭に $\frac{7}{3}$ を掛けて，

$$木綿 7 反の価 = 3.96 円 \times \frac{7}{3} = 9.24 円$$

を得て答とする。

（第三）　最初に「3反 : 7反 = 3.96円 : x」と書き下す。これは計算ではなく，ただ言葉で言い表された事実を式に翻訳しただけである。次に外項の積は中項の積に等しいことから，ただちに，

$$x = 7 \times \frac{3.96}{3} \text{円} = 9.24 \text{円}$$

を得る。

　上記の解き方を見ると，（第一）は帰一法であり，（第二）は倍比例解法であり，（第三）は比例式解法であることがわかる。藤沢は，（第二）の解法に "比" という言葉は現れないけれども，比の考えが伏在していると見做している。すなわち前段は「7反の3反に対する比を求めるもの」で，$\frac{7}{3}$ はその比の値なのであり，後段は「比の後項とその比の値を知って前項を求めるもの」と解釈できると藤沢は述べている。実際に藤沢はこのような解釈の根拠をすでに前もって『算術教科書 下巻』（p.5）において，

　　　　比の値（商）＝前項÷後項
　　　　前項（被除数）＝後項×比の値
　　　　後項（除数）＝前項÷比の値

として示している。

　結論的に藤沢は，（第二）の方法は（第三）の方法の予備伏線と見做すべきものであり，（第三）の方法は（第二）の方法の前段と後段を一つに纏めたものであると主張するのである。

　藤沢は「注意」に費やした4頁のうちの3頁を（第一）帰一法への批判にあてている。藤沢の主張は「帰一法の最大の難点は比及び比例の観念を含まない」ということにある。帰一法は割り算と掛け算を組み合わせた平易な解法であり，その平易さの点において3つの方法のうち最良であるけれども，この方法によって新規の知識を得ることは一向にできないと藤沢は批判するのである。

　算術を学ばんとする人は必ず比及び比例の会得を要するのであり，その会得について藤沢は，

　　「実用上精神鍛錬上非常に重要なるものにして実に算術を教授する一大
　　眼目の存するところなり」(『算術教科書 下巻』p.26)

と主張する。そのような藤沢の立場からは，割り算と掛け算を組み合わせた
解法である帰一法によっては比及び比例の観念は得られないことになる。

　藤沢は「此長長しき注意を終うるに臨み誤解を避くる為めに要を摘んで重
言すべし」として，下記のように述べている。

　　「(第一)の解方は善良なる方法なり。然れども(第三)の比例解法とは
　　全く其筋道を異にするものなり。故に特別なる問題に就きては之に依り
　　て解くも可なり。又比例解法のある傍に別法として存在せしむるは不可
　　なし。然れども之あればとて比例解法を疎んじ若しくは之に依りて比例
　　解法を説明せんとするは決して当を得たるものにあらざるなり」(p.28)

　藤沢の比例論は，「比と比例の思想は人間の思想中における最も微妙にして
重宝なものの一つである」という認識の下に構築されていることから，「算術
教授の一大眼目である」と見做されることになる。そして"比は数ではなく
関係概念である"ことを基本とし，比例問題の解法については比例式解法が
上乗のものと位置づけされるのである。

藤沢と黒表紙教科書

　明治38年度から我が国最初の国定算術教科書である『尋常小学算術書』及
び『高等小学算術書』(略称：黒表紙)が使用され始めた。その編纂委員長は
飯島正之助であった。飯島は慶応元年11月茨城県に生まれ，明治18年東京
大学理学部入学，明治22年帝国大学理科大学星学科卒業の後，第一高等中学
校講師となり，明治26年教授となった。第一高等中学校は明治27年に第一
高等学校となったから，黒表紙編纂当時は第一高等学校教授であった。

　飯島は数学科ではなく星学科出身であるが，数学も一通りは学んだのであ
るから，明治20年に英独留学から帰朝し帝国大学理科大学教授であった藤沢
の教えを受けたと思われる。したがって飯島は数学の面での藤沢の教え子と
いうことになり，藤沢との共訳書『代数学教科書』(全4巻，三省堂)は明治

22 年 8 月～明治 24 年 11 月に刊行されている。

　また飯島は天野一之丞との共編書,

　　　　『学校用初等代数学』上巻（明治 31 年),

　　　　　下巻（明治 32 年)

及び三上義夫との共編書,

　　　　『平面幾何学』,『立体幾何学』

　　　　　（明治 41 年)

を水野書店から刊行している。

　尋常小学校用の黒表紙は,昭和 10 年度から
第四期国定算術教科書である『尋常小学算術』

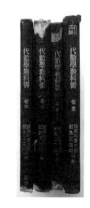

『代数学教科書』全 4 巻

（略称：緑表紙) が使用されるまで,下記のように数回の改訂がなされている。

　尋常小学校については,第一期は 4 年制であり,児童用教科書は編纂され
ず,教師用書が 4 冊発行されただけである。第二期以降は 6 年制となるが,
第 1,2 学年については,児童用教科書は編纂されず教師用書のみ発行された。
ただし,高等小学校については,児童用教科書も編纂・発行された。

　そして高等小学校用の『高等小学算術書』については,昭和 16 年度からの
国民学校の国定算術教科書である『高等科算数』（略称：水色表紙) が現れる
まで使用され続けた。

- 尋常小学校用

　　第一期版（尋常 1 年：明治 38 ～ 42 年)

　　第二期版（尋常 1 年：明治 43 ～ 大正 6 年)

　　第三期版（尋常 1 年：大正 7 ～ 大正 13 年)

　　第三期改訂版（尋常 1 年：大正 14 ～昭和 9 年)

- 高等小学校用

　　第一次版（高等 1 年：明治 38 ～ 42 年)

　　第二次版（高等 1 年：明治 44[※] ～ 大正 11 年)

　　第三次版（高等 1 年：大正 12 ～ 昭和 2 年)

　　第四次版（高等 1 年：昭和 3 ～ 昭和 11 年)

第五次版（高等 1 年：昭和 12 〜 昭和 18 年）

（上記の※は義務教育年限の 4 年から 6 年への延長によるズレである）

　以下において，黒表紙教科書における「初期段階における数と計算」「分数」「比例」について概観してみよう。なお「児」は児童用書から，「教」は教師用書からの引用である。

《初期段階における数と計算》

　第一期黒表紙の尋常小学校第 1 学年では，最初に 10 以下の数について数の唱え方・書き方と加減が扱われ，5 以下の数に 1 〜 5 を足すこと，6 以上の数に 1 〜 4 を足すこと（和が 10 まで），整数から 1 〜 9 を取ることを暗算するようになっている。

　たとえば「1 ＋ 1 ＝」については，式は示さずに「「一に一たせば幾らか」の如く口頭にて発問すべし。以下も之に倣う」と教師用書に書かれている（「教」p.12）。つまり 1 ずつ，2 ずつ，3 ずつ，……の数え足しであって，藤沢の主張の通りになっている。なお，黒表紙では一貫して尋常小学校第 1, 2 学年の児童用書は発行されず，教師用書だけであった。

　また 10 以上の足し算では，たとえば「11 ＋ 1 ＝」は "1+1" を予備として「10 ＋ 1 ＋ 1 ＝」とすること，「1 ＋ 11 ＝」は「1 ＋ 10 ＋ 1 ＝ 11 ＋ 1」の順序で計算させるべしと述べられている。さらに 11 〜 19 について，

　　　「是等の数は皆 10 と 10 未満の端数とより成るものなることを了解せしむべし。

　　　実物の数え方も，先ず<u>10 だけ数えて之を一団</u>とし，次に残りの端数を数え，然る後に総数を言う様に練習せしむべし」

と述べられている（「教」p.25，下線：筆者）。

　上記の下線部分は 10 の "群化" を意味している。これは藤沢の主張である群化主義の適用であり，黒表紙ではそれを "10 を一団とし" と表現しているのである。これは黒表紙流の "群化主義" である。

　この黒表紙流の群化主義は一貫していて，

　　　「20 は（30，40 等と共に）10 の集れるものなることを教え，其書き方

96

は 10 乃至 19 の書き方と対照して説明すべし」(「教」p.41)

と述べられているし，第2学年教師用書においても，

> 「先ず 10 の集りは其集れる箇数によりて二十，三十，……と呼ぶこと，
> 次に 10 の集りに 10 未満の端数を合せたるものは其両部の名を続けて（例
> えば二十一，三十二の如く）呼ぶことを教うべし。
>
> 実物の数え方も，先ず 10 ずつ集めて其集りの箇数を数え，次に残りの
> 端数あれば之を数え，然る後に総数を言う様に練習せしむべし」

と述べられている（「教」p.7）。

このような黒表紙の数と計算の初期段階での展開は，その基本路線におい
て一貫して変わることはなかった。したがって藤沢の主張と黒表紙の展開方
法の関係は次のように総括できる。

数概念形成に関する藤沢の主張を人間の顔にたとえると，前面は「数え主
義」であり，背面は数の十進構造にもとづく「群化主義」といえる。これに
対して黒表紙の展開方法は，藤沢の主張の前面と背面を逆転させたのである。
すなわち実際の計算にあたって，黒表紙は数の十進構造にもとづく命数法・
記数法による「群化主義」を前面に出し，「数え主義」を背面に据えたのであ
る。そのことは，第一期黒表紙教科書の編纂趣意書の「第一　編纂要旨」の
「三」に，

> 「数え方の教授法には数の範囲を一数ずつ拡張することを主義として命
> 数法を後にするものあり。例えば第一日には十一に一を足したるものを十
> 二と称すと教えて，十三以上を授けず。次の日には十二に一を足したるも
> の を十三と称すと教えて十四以上を授けざるが如き是なり。本書に於ては此
> 方法を採らず却て命数法に拠りて数え方を授くることとし，例えば十一，
> 十二，……の如き又二十，三十，……の如き命数法の同様なるものは夫々
> 一つに纏めて之を授くることとしたり」(下線：筆者)

と述べられていて，「数は数えることによって得られる」という趣旨の文言が
まったく見られないことからも明らかである。

《黒表紙における分数》

第一期黒表紙の時期の分数は高等小学 2 年の指導内容であった。その導入部分において，分数は下記のように説明されている。

「分数とは幾分の幾つと唱うる数にして，1 を幾つかに等分したるものの幾倍かのことなり」（「児」p.5，下線：著者）

つまり単位を等分割・整数倍したものであり，"分割分数" のように思われる。したがって分数の第一義を "商分数" と捉えていた藤沢の考えとは異なっているが，それは導入場面においてのことであり，分数の加減，分数 ×÷ 整数を終えて，分数 × 分数の直前に，

「例　$2 \div 3 = \dfrac{2}{1} \div 3 = \dfrac{2}{3}$

商は被除数を分子とし，除数を分母とする分数に等し」（「児」p.19）

と述べて，商分数が導入されている。このように第一期黒表紙での分数は「第一義を分割分数，第二義を商分数」という立場を採用しているのである。そして分数 ×÷ 分数は，

「或数に分数を掛くとは，その数を分母にて割り，これに分子を掛くることなり。

例　$\dfrac{2}{3} \times \dfrac{4}{5} = \dfrac{2}{3} \div 5 \times 4 = \dfrac{2}{3 \times 5} \times 4 = \dfrac{2 \times 4}{3 \times 5}$」（「児」p.20）

「或数を分数にて割るには，その分母分子を取り換えて得る分数をその数に掛けてよし。

例　$\dfrac{5}{7} \div \dfrac{2}{3} = \dfrac{5}{7} \times \dfrac{3}{2}$

験算　$\left(\dfrac{5}{7} \times \dfrac{3}{2} \right) \times \dfrac{2}{3} = \dfrac{5}{7}$」（「児」p.24）

と記述されている。

このような計算方法の妥当性は教師用書に述べられていてしかるべきだと思われるが，分数 × 分数については「此意義は十分に記憶せしむべし」（「教」p.20）と述べられているにすぎず，分数 ÷ 分数にいたっては「験算によりて，此方法の正しきことを一通り知らしむべし」（「教」p.24）と記述されている

のみである。したがって，教師はこれにもとづいて計算方法を天下り的に "規約" として教えるか，または何らかの工夫をしなければならなかった。

　第二期黒表紙は，義務教育年限が4年から6年に延長されたことに伴って高等小学1, 2年がそれぞれ尋常小学5, 6年となったから，分数は尋常小学6年で扱われることとなった。そして分数の扱い方は，文章表現の違いはあるが，基本的に第一期と同じである。

　第三期黒表紙でも分数は尋常小学6年で扱われたが，ここには若干の変化が見られる。すなわち分数の導入部分の初めに分割分数が扱われるが，その直後に商分数が導入され，それから分数の加減に入るのである。そして教師用書では商分数について，

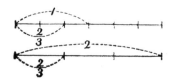

　　「此の処に於て分数は分子を分母にて割りたる数なりとも考え得ることを授け，次の図解に依りて$\frac{2}{3}$は1を3等分したるものを二つ取りたるものなりとも又は2を3等分したるものなりとも考え得ることを了解せしむべし」

という解説が見られる（「教」p.3）。

　ここでは「1を3等分したものの2つ分」としての$\frac{2}{3}$すなわち分割分数と，「2÷3の答え」としての$\frac{2}{3}$すなわち商分数が比較され，大きさにおいて一致することが線分図を用いて説明されている。

　教師用書ではこのような線分図が数ヶ所に見られるが，これは明らかに "長さという量" に依拠した説明である。藤沢は "量の放逐" を正面に掲げたのであったから，この点において黒表紙は藤沢の分数論にあまり忠実ではなかったといえる。教師用書での線分図を用いた量の使用はいわば "量の密輸入" とでもいうことができよう。

　第三期黒表紙での分数乗除の扱いは第一，二期と同様である。分数×分数については，

　　「分数に分数を掛くるには分子に分子，分母に分母を掛くべし」

であり（「教」p.20），分数÷分数については，

　　「或数を分数にて割るには其の数に分数の分子と分母とを取換えたる分
　　数を掛くべし」（「教」p.21）

と記述されているにすぎないので，やはり一般の教員は規約として教えるか，
または何らかの工夫をしなければならなかった。

　第三期改訂版黒表紙は，メートル法専用（尺貫法，ヤード・ポンド法廃止）
に伴って尋常小学 5 年の度量衡教材が簡素化されたため時間の余裕が生じて，
分数は 6 年から 5 年に移行された。これによって小数・分数の加減乗除はす
べて尋常小学 5 年までで完成することとなったのである。しかし分数の導入
における分割分数・商分数の扱い方，分数×÷分数の説明の仕方は第三期黒
表紙とまったく同じである。

　黒表紙時代の教師用書の体裁は児童用書の頁の縮小版を掲げ，その右側あ
るいは左側に教授上の注意事項を記載するものであったから，多くを記述す
る紙面はなかった。したがって分数乗除についての細部にわたる解説を掲げ
ることはできなかったのであり，計算方法を規約として示すにとどまったの
かもしれない。

　いずれにしても黒表紙における分数乗除の計算方法は，藤沢が述べていた
ように "規約" として与えるようになっている。ただし，実際の教育現場にお
いて，教師が天下り的に計算の仕方だけを教えたとは思われない。特に，第
三期黒表紙の時代以降は算術改造運動が高揚した時期であるから，算術教育
実践者の多くは種々の工夫をこらして指導にあたったものと思われる。

《黒表紙における比例》

　黒表紙時代における比例は歩合算と密接に関連していた。そこで比例と歩
合算の指導順序などを時期ごとに整理すると，下記の表のようになる。「尋 6
年」「高 1 年」はそれぞれ尋常小学 6 年生，高等小学 1 年生を意味し，「尋・第
一期」「高・第一次」はそれぞれ『尋常小学算術書』第一期版，『高等小学算術
書』第一次版を意味する。また「――」は該当する教科書が発行されなかった
ことを意味し，「なし」は該当する教材が扱われていないことを意味している。

	尋・第一期 高・第一次	尋・第二期 高・第二次	尋・第三期 高・第三次	尋・第三期改訂 高・第四次
尋6年	—	歩合算 （比を含む）	歩合算 （比を含む）	比例 →歩合算
高1年	なし	歩合算 →比例	比例 →歩合算	なし
高2年	歩合算	比例	比例及び歩合算	歩合算
高3年	歩合算 →比例	なし	なし	なし
高4年	比例	—	—	—

　藤沢は「算術（比例まで）」を廃して「算術（歩合算及び利息算まで）」とすべきであると主張していたが，上記の表を見ればわかるように，藤沢の主張が採用されたのは尋常第三期・高等第三次版からである。

　以下では，時期ごとに比例がどのように扱われているかを概観してみよう。第一期・第一次版では高等3年において，

　　「甲数は乙数の幾倍なるか又は幾分の幾つなるかと考えたる，この二数の関係を甲数の乙数に対する<u>比</u>と称す」（「児」p.62，下線：著者）
　　「二つの量が互に <u>正比例す</u>（又は比例す）とは，その一方が二倍，三倍，……になれば，他の方もまた二倍，三倍，……になることなり」

と記述されている（「児」p.64，下線：著者）から，藤沢の主張の通りである。

　しかし正比例の問題の解法については，「七日働きて参円八拾五銭を得る大工が十日働けば幾らを得るか」という例について下図のように示されているから，倍比例解法が採用されているのである（「児」p.65）。

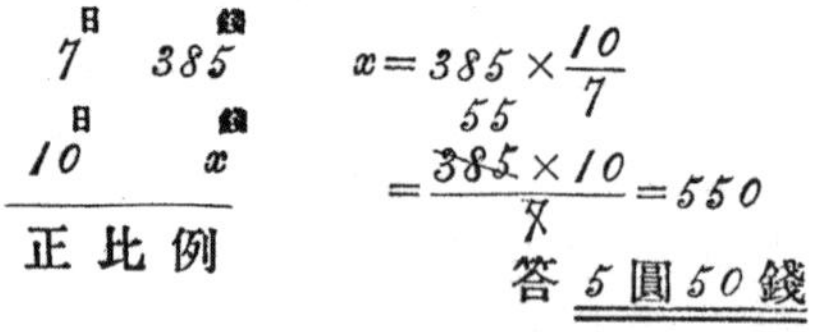

$$
\begin{array}{cc}
\overset{\text{日}}{7} & \overset{\text{銭}}{385} \\
\overset{\text{日}}{10} & \overset{\text{銭}}{x}
\end{array}
\qquad
x = \dfrac{385 \times \overset{10}{\cancel{10}}}{\underset{55}{\cancel{7}}}
$$

$$
= \dfrac{385 \times 10}{\cancel{7}} = 550
$$

正　比　例　　　　　答 <u>5圓50銭</u>

　ただし，これを倍比例解法とみなしてよいかどうかは微妙である。藤沢の比例論でも言及したように，比を比の値と解釈して，その応用として $\dfrac{10}{7}$ が

用いられているのかもしれない。

　したがって比例式解法を主張していた藤沢の主張は採用されていないのである。しかし次の高等 4 年の比例を見てみる必要がある。そこでは，

　　　「甲の乙に対する比に於て，甲を比の 前項，乙を比の 後項と称し，前
　　　項後項を比の項と総称す。
　　　比の値は，その前項を分子とし，後項を分母とする分数に等し」

と記述されていて（「児」p.2，下線：著者），これは藤沢が容認した内容となっている。

　さらに正比例の問題については，「二つの比の相等しきことを表す式を比例式と称す」として比例式を導入し，続けて「比例式の外項の積は常に内項の積に等し」と述べた後に，「筆 6 本の価 15 銭なれば，10 本の価は何程なるか」という問題が右のように比例式解法によって解かれているのである（「児」p.4）。

筆 の 数	6 本	10 本
その 價	15 錢	x 錢

正比

$$6 : 10 = 15 : x$$

$$x = \frac{10 \times 15}{6} = 25$$

　　答 25 錢

　したがって第一期・第一次版においては，比及び比の値については藤沢の意見が採用されているが，藤沢の主張した比例式解法は二次的な扱いとなっていることがわかる。

　次に第二期・第二次版を見てみよう。尋常 6 年の「歩合算」の冒頭において比及び比の値が扱われているが，第一期・第一次版の児童用書に記述されていた解説は教師用書にまわされている。このような扱いはそれ以後も同様である。

　次に「比に関する問題，其の一」として，「白米 5 升の価 80 銭なるときは 1 斗 2 升の価は何程なるか」という正比例の問題が，次ページ左図のように倍比例解法によって解かれている（「児」p.33）。

　一方において，高等 1 年の「比例」では次ページ右図のように一期・第一次版と同じく比例式解法が用いられている（「児」p.68）。

　これは義務教育年限の延長によって第一期・第一次から第二期・第二次への移行にあたって高等 2 年が尋常 6 年に，高等 3 年が高等 1 年となり，さら

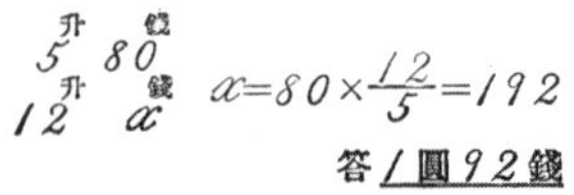

$$x = 80 \times \frac{12}{5} = 192$$

答 1圓92錢

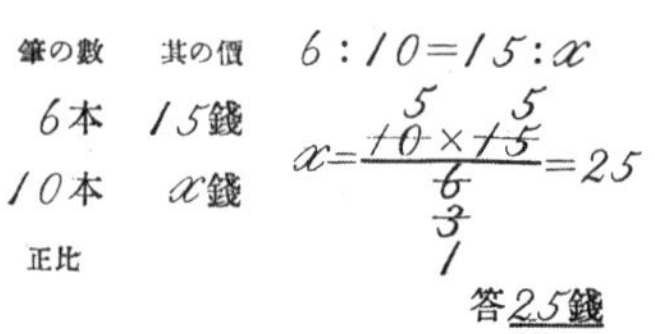

$$6:10 = 15:x$$

$$x = \frac{10 \times 15}{6} = 25$$

正比　　答 25錢

に高等小学4年制が3年制に短縮されたためであり，比例問題の解法についての変化はなかったのである。なお高等2年の「比例」は正比例の復習，複比例，連比などであり，解法は比例式解法が使用されている。

　次に第三期・第三次版を見てみよう。比例問題の解法は尋常6年の歩合算の「比に関する問題，其の一」及び高等1年における「比例」で扱われているが，尋常6年での白米の価格や高等1年の筆の価格などは異なるとしても，解法としてはそれぞれ倍比例解法，比例式解法で第二期・第二次版と同じである。

　なおこの時期から"歩合算→比例"の順序が逆転して"比例→歩合算"となり，藤沢の主張する「算術（歩合算及び利息算まで）」となった。また高等2年の「比例及び歩合算」は1つの章として扱われていて，正比例の復習，複比例，比例配分，歩合，単利法，複利法などが扱われている。

　最後に第三期改訂・第四次版を見てみよう。高等2年の「歩合算」では比及び比例はまったく扱われていない。つまり比と比例は尋常6年で完結することとなったのである。

　最初に比と比の値が扱われ，次の「比例式」において「$12:9 = 8:x$を解け」という問題が下左図のように解かれている（「児」p.3）。この問題の数値や書式は第二期・第二次版及び第三期・第三次版の高等1年のものとまったく同じである。続く「正比例」では，「白米15kgの価が4円85銭であると

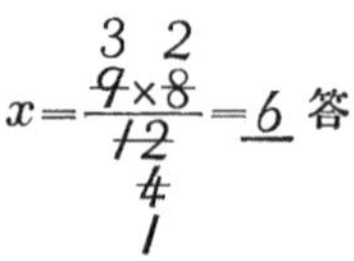

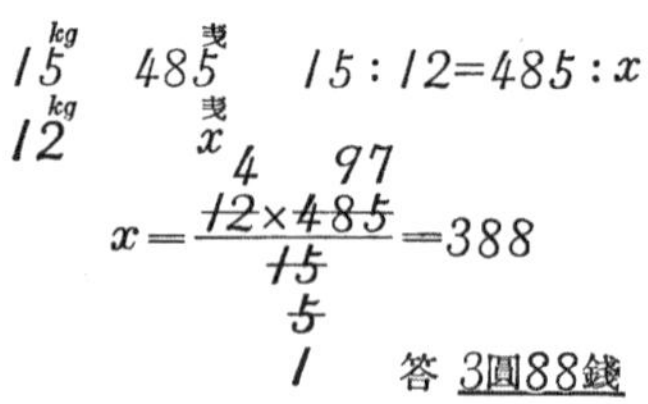

$$x = \frac{9 \times 8}{12} = 6 \quad 答$$

$$15:12 = 485:x$$

$$x = \frac{12 \times 485}{15} = 388$$

答 3圓88錢

12kg の価は幾らか」という問題が前ページ右図のように比例式解法によって解かれている（「児」p.4）。

　第二期・第二次版及び第三期・第三次版の高等 1 年では筆の本数と価格に関する問題が比例式解法によって解かれていたが，第三期改訂・第四次版では素材が白米の量と価格になっただけであり，解法としては同じ比例式解法である。

　つまり一学年下で扱われていた倍比例解法を廃して比例式解法一本にしたのが尋常小学校第三期改訂版なのである。したがって比例問題の解法については，黒表紙最後の版において藤沢の主張が全面的に採用されたことになる。

第4章　改革者としての遠山啓

数学教育の基礎としての "量" への開眼

　戦後の生活単元学習批判を終えた遠山は，真の数学教育を打ち建てるための改革運動への途を歩み始めた。その最初の一歩は第2章で述べたように "量の発見" であったが，それは昭和32年8月の数教協第5回全国大会（於東京理科大学）において，

- 小学校の比と比例
- 中学校の論証幾何
- 高校の微積分

が数学教育の当面する課題となったことに端を発している。とくに比と比例についての討議は百家争鳴の状況であった。

　これは何とかしなければならないと強く意識した遠山は，翌年の数教協第6回全国大会への問題提起として論文「量の問題について」（【S】No.44，昭和33年8月号）を発表したのである。なお，第2章でも述べたように【S】は数教協の機関誌『数学教室』（国土社）のことである。

　後に遠山は『遠山啓著作集』の「数学教育論シリーズ5 量とは何かI」に上記の論文の解説（以下「著作集解説」と略記する）を執筆していて，比と比例の問題を解決するために，

　　「明治から大正にかけての算数の指導書をできるかぎり集めて読みあさったが，満足のいくものには出会わなかった。そうしているうちに，黒

　　表紙の作者・藤沢利喜太郎の著書にふれる機会があった」

と述べて藤沢利喜太郎に言及している（「著作集解説」p.292）。

　　ここで遠山は「黒表紙の作者・藤沢利喜太郎」と書いているが，第3章で見たように藤沢は黒表紙の作者ではない。この藤沢の著書は『算術条目及教授法』である。なぜなら「著作集解説」には「そこには……"量の放逐"ということがじつにはっきりと書かれていたのであった」と記されているからである。

　　しかし遠山はもっと前から藤沢の"数え主義"に関する著書を読んでいる。その著書は『数学教授法講義筆記』であろう。というのは，「量の問題について」の執筆より1年以上も前に論文「因数分解再検討論」（【S】No.26，昭和32年4月号）を発表して数え主義を批判しているからである。

　　藤沢の『算術条目及教授法』は理論流儀算術を撲滅するために執筆されたものであり，"量の放逐"を主題としていたのに対して，量の放逐を成し遂げた後に刊行された『数学教授法講義筆記』は"数え主義"の敷衍に重点が置かれているのである。遠山の論文「因数分解再検討論」では，因数分解の問題に関わって整数論的（arithmetical）な立場と解析的（analytical）な立場という基本的な考え方の対立が現れるとし，

　　　　「一般的にいうと，この整数論的な教材がわが国の初等教育の中に必要以
　　　　上に入ってきているような気がしてならない。これは藤沢利喜太郎の「数
　　　　え主義」以来の根づよい伝統のせいではなかろうか。数え主義では分離
　　　　量としての整数がとくに偏重されて，連続量は手薄になってくる。数え
　　　　主義は整数の範囲内では整然たる系統をもち，強力な理論であるにはち
　　　　がいないが，連続量がでてくると壁につき当る。そのことは分数×分数
　　　　がでてくるとはっきりする」（【S】No.26，p.3，下線：筆者）

と述べて，整数論的な立場が藤沢の数え主義に由来していることを指摘している。さらに遠山は藤沢の分数×分数について，

　　　　「分数×分数を連続量×連続量としてみることができないために，藤
　　　　沢の黒表紙はこの難点を全く形式的にきり抜けるほかはなかった。藤沢
　　　　の定義は今日抽象代数学でやられるように整域から商体をつくる方法と

本質的には同じものである」(【S】No.26, p.4, 下線：筆者)

と分析した後，

> 「整数論的な観点の優越は小学校ばかりではなく，中学校にも持ち越される。たとえば藤沢の中等学校用の「算術小教科書」(明治40年)にもそのことははっきり出ている」(【S】No.26, p.4)

と述べている。藤沢の分数論については第3章で見た通りである。

遠山は藤沢の "量の放逐" について，

> 「このことばは私に対して暗夜の稲妻のように作用した。藤沢はだいたんにも，「数学は量のことを論ずる学問にあらざるなり」といいきっているが，この断定は，私にとっては "反面教師" の役割を演じてくれた。もし数学が量のことを論ずる学問でなかったら，数学のなかで大きな分野を占める解析学を数学から追放しなければならなくなる。解析学の主題は，どう考えても，量と量とのあいだの依存関係，すなわち，関数にほかならないからである」

と回顧している（「著作集解説」p.293）。

遠山は「明治以来の日本の数学教育を支配していたのがこのテーゼであることを知ったとき，いろいろのことが見えてきた」と述べ，さらに続けて，

> 「また，これほどだいたんに，そして，明瞭に打ちだされたテーゼに対して，半世紀のあいだ，だれひとりとして批判したり，異議を唱えたりするものがいなかったということは第二の驚きであった。藤沢利喜太郎の量の放逐は，反対に私に "量こそが数学教育の基礎である" ことをはっきりいいきる決意を固めさせた」（「著作集解説」p.293)

と "量" についての開眼を述べている。

藤沢の『算術条目及教授法』は明治28［1895］年4月発行であり，遠山の論文「量の問題について」が掲載された『数学教室』は昭和33［1958］年8月号であるから，63年間ものあいだ誰一人として量の放逐を問題視することはなかったのである。

クロネッカーの「数の概念について」

　藤沢は『数学教授法講義筆記』の中で，留学先のベルリンから帰るときに師匠のクロネッカーから「数の概念について」と題する論文を餞別として貰い，そこに書かれている説を初等教育に実行したいと思っていたと述べていた。したがって遠山は藤沢理論の源泉がクロネッカーの数学思想にあると考えて，論文「数の概念について」を吟味したのである。

　後に遠山はクロネッカーの「数の概念について」の抄訳を『数学教室』No.154（昭和41年9月号）に執筆している。クロネッカーの論文は哲学史家E.ツェーラーの学位授与50周年記念論文として書かれたものであったが，その後，

　　　　Journal für die reine und angewandte Mathematik, 101（1887）

に転載された。論文の原名は，

　　　　L. Kronecker, Uber den Zahlbegriff

である。この論文によれば，クロネッカーは数学的理論の全内容をすべて "自然数化" すること，すなわち最も狭い意味における数概念だけの上に基礎づけ，幾何学や力学への応用によってもたらされた連続量概念の改変や拡張を取り除くことができると信じていたようである。そして下記のように述べている。

　　　「……幾何学および力学と他方において「数論」とよばれる数学的な理論とのあいだの主要な差異はガウスによれば，後者の対象である数は純粋に人間精神の産物であるのに，空間も時間も人間精神の外部にある実在であって，その法則を先験的に完全に規定することのできないものであるという点にある」（【S】No.154，p.52）

　クロネッカーが数の世界と時空の世界を判然と区別していることは重要な点であると遠山は指摘し，それゆえに数は空間的な長さや体積のような連続量から切り離されることになると述べている。

　クロネッカーが「愛する神は整数をつくり給うた。それ以外の数はみな人間業である」という有名な "数神授説" の信仰告白を行うとともに，「私は数

概念を展開するための自然な出発点を順序数のなかに見出す」と述べている
ことを根拠として，遠山はその数学観を『遠山啓著作集』の「数学教育論シ
リーズ 5 量とは何か I」において，

$$神 \longrightarrow 順序 \longrightarrow 数$$

と図式化している（p.67）。

　クロネッカーのこの数学思想は藤沢の数学教育論に受け継がれたのであり，
藤沢は「量と云う様なる外物的観念を数学中より放逐する」，「数の観念は数
えることより起る」と述べたのであった。

　遠山はクロネッカーの数学的業績に関して「量を追放することによって 20
世紀の抽象代数学の基礎をおいたことは事実である」と評価した上で，続け
て下記のように述べている。

　　「彼の「数の概念について」の中では「分割した数という考えを避ける
　　ために」分数 $\dfrac{1}{m}$ は，自然数に文字 x を添加した式の集合から $mx-1$
　　を法としてつくった剰余類によって定義される。そこにあるのは完全に
　　形式的な操作であって，量との連関は完全にたち切られる。この考え方
　　が黒表紙における分数の定義につながっているのである。
　　　以上でクロネッカー — 藤沢 — 黒表紙を貫く思想の糸は明らかになっ
　　たと思う」（【S】No.44，p.32）

　数概念の自然な出発点を順序数におくというクロネッカーの順序数主義の
教育版が数え主義である。もともと "数える" という行為は，あらかじめ子ど
もの頭の中に記憶されている "いち，に，さん，……" という数詞と具体物の
集合の要素との間に 1 対 1 対応をつけていくことである。

　クロネッカーの「数の概念について」では数詞については何一つ言及され
ていないが，子どもの教育にはそれを欠くことはできない。したがってクロ
ネッカーの順序数主義に数詞の記憶を付け加えたら算数教育の基礎を築くこ
とができると考えた人々（クロネッカーを信奉するドイツ人及び藤沢利喜太
郎）が数え主義を標榜したのである。このように考えた遠山は，

　　　クロネッカーの順序数主義 ＋ 数詞の記憶 ＝ 数え主義

という図式を描いている（「数学教育論シリーズ5 量とは何かI」p.70）。この図式はいかにもつじつまが合っているように見えるが，遠山は「ここに重大な見落としがあった」と述べている。

　順序数主義に現れる数は等質（homogeneous）であって段落もしくは節はないが，数詞の構造は等質ではなく十進法などの構造をもっていて，9が出てくるまでは等質であるが，その次は10を一束とみることによって数詞が生まれてくるのである。理由もなく数詞をマル暗記させるのでなければ，10の束すなわち一つの集合を考えざるをえなくなる。遠山は「ここに数え主義の内包していた致命的な欠陥が潜んでいた」と述べ，筆算の早期導入によって数え主義の欠陥を避けて通ろうとしたと分析している。しかしこれは明らかな矛盾であったとして，遠山は下記のように述べている。

　　「なぜなら，筆算の基礎である算用数字は明らかに十進構造をもち，しかも，0と位取りというさらに高度な構造をもっている。それは純粋な数え主義によってはとうてい理解できないものであった。これらの矛盾を内包したまま，数え主義にもとづく最初の国定教科書『尋常小学算術書』（黒表紙）は1905年から，約30年間，絶対的な権威をもって日本の算数教育を支配することになった」

　　　　　　　　　　　　　　（「数学教育論シリーズ5 量とは何かI」p.72）

　なお，遠山は続けて「この黒表紙が文字どおり100パーセント数え主義に忠実であったわけではない」と述べているから，藤沢と黒表紙の関係も見抜いていたと思われる。

　遠山はポアンカレのクロネッカーに対する批評，すなわち，

　　「クロネッカーもまた種々の発見をしました。けれども，彼がそれ等の発見に到達したのは彼が哲学者たることを忘れ，あらかじめ空疎なることのわかった彼の諸原理を自ら放棄したためであります」

　　　　　　　　　　　　　　　　　　　　　　　（【S】No.52，p.74）

を真似て，

　　「藤沢は日本の数学教育に数多くの功績を残したが，それは彼がおのれ

の空疎な原理 —— 数え主義 —— に忠実でなかったからである」
と評している（「数学教育論シリーズ 5 量とは何か I」p.72）。

割合分数への批判

　昭和 31 〜 32 年頃は生活単元学習を廃棄した「系統学習」による教育課程
が議論されていた時期であり，前述の「数学教育論シリーズ 5 量とは何か I」
に掲載された解説には「1 年後の 1958 年に改訂指導要領が発表されることが
予定されていたので，われわれ自身の具体案をつくり，主体性を確立してお
きたいという強い願望が秘められていた」と述べられ，さらに下記のように
回顧している。

　　　「当時，進行中であった文部省の指導要領改訂の委員会では，分数を二
　　　つの整数の割合としてとらえさせようとするいわゆる "割合分数" がすで
　　　に予告されており，これを批判しうる新しい "量としての分数" を打ちた
　　　てておくことが運動のうえからも要求されていた」（「著作集解説」p.292）

　このように遠山は先を見越してあらかじめ分数の問題を研究していたので
あり，そこから藤沢の数え主義に行き着き，さらにその奥には量の問題が潜
んでいることを見抜いたのである。その結果として論文「因数分解再検討論」
及び「量の問題について」の執筆に至ったのである。

　遠山は「量の問題について」において，右
図を示して，具体的な分離量から自然数が出
てきて，その自然数から分数を引き出そうと
するとどうしても割合分数のようなものが必
要となるが，この考え方の分数は具体物との
つながりが間接的であって，二重の概念構成
となって子どもには難しいものになると述べ
ている（【S】No.44，p.30）。

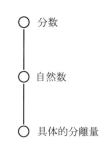

　このように抽象的・形式的な自然数の知識の上にだけ分数の理論を築こう
とするのはクロネッカー — 藤沢の系統であり，「近ごろ割合分数を主張する

人がよく藤沢理論を持ち出すのを聞くが，それは決して偶然ではない。深いつながりがある」と遠山は述べている。

　この割合分数を主張する人とは和田義信であるが，和田については後述するとして，遠山は上記の図式に対して自身の図式を提起している。すなわち，

　　「私は分数を直接的に具体的な連続量（長さ，重さ，体積など）につながるものと考えたいのである。図にかくとつぎのようになる。この考えで分数学習を貫くべきだというのが私の主張である」（【S】No.44，p.30）

と述べて示したのが右図（p.31）であり，これが遠山のいう "量としての分数" である。

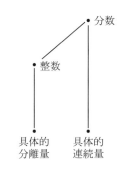

　つまり整数が具体的分離量から導き出されるように，分数は具体的連続量から直接的に導出される数であるとする教育体系を構想したのであって，算術教育から連続量を追放した藤沢理論との決別を表明したものである。

　和田は "割合指導要領" とも呼ばれる昭和 33 年告示の学習指導要領（算数科）作成を主導した教材等調査研究会小学校算数小委員会の委員長であった。和田は昭和 26 年のとき文部事務官として生活単元学習指導要領作成の責任者であり，分数の乗除を小学校から追い出して中学校へまわしたのであった。その和田が分数の乗除を再び小学校へ移すときに持ち出したのが割合分数なのである。

　和田の「数学のカリキュラム」（『教育大学講座 22 数学教育』金子書房，昭和 25 年 9 月 30 日に所収）に展開されている理論（遠山は「和田理論」と呼んでいる）は加法と減法をもっているが，乗法と除法を欠いている。

　数は加減乗除という 4 つの演算すなわち四則をもつものであるのに，和田理論は加減という 2 つの演算しかもっていなくて，四則主義ではなく "二則主義" であると遠山は分析している。しかしそれでは分数の説明がつかないので，和田は "関係数" という考えを導入するのである。和田は「数学のカリキュラム」において下記のように述べている。

　　「さて，関係数とは，何かというに，割合を数によって表わすことから考えら
　　れたものである。一般に，ものをくらべるには，差か比，あるいは比の値に
　　よるのである。これは，数は加法及び乗法によって示されるような作用
　　をもっている群とみられることから，当然のことである。ここに用いられ
　　ている関係数というのは，この比あるいは比の値を示す数のことをさし
　　ているのである」（p.189，下線：筆者）

　ここに「加法及び乗法」とあるが，和田にとっては「乗法は同じ数をいく
つか加え合わせるのに簡便な方法として考え出されたもの」であるから，乗
法は加法に還元されてしまっている。同様に除法は減法に還元される。こう
して分数は関係数という考えを背景にもつ割合分数として現れることになる
のである。

　和田は『小学校学習指導要領の展開 算数科編』（明治図書，昭和34年1月，
pp.55–56）において，分数の概念に関わって，

　　「整数に自然数といわれるように自然に生れてくると考えられるが，分
　　数は人工的な数で，何かの必要を満たそうとして人間が考え出したもの
　　である」

と述べていて，クロネッカーの格言を彷彿とさせる。

　また和田は『算数科指導の科学』（東洋館出版社，昭和34年2月20日，p.211）
においてルドルフ・クニルリング原著／佐々木吉三郎解説『数へ主義算術教
授法眞髄』（同文館，上巻：明治38年12月28日，下巻：明治39年7月5日）
をよりどころにして分数を論じている。このクニルリングはクロネッカーの
流れを汲んでいるから，

　　　　クロネッカー ― 藤沢 ― 黒表紙

という思想的系譜とは別系統に位置づけられる。

　その別系統とは，

　　　　クロネッカー ― クニルリング ― 割合分数

という系譜であり，その思想的連関を図式化すれば次図のようになる。

　遠山は「割合分数は黒表紙の従弟に当たる」と論評した後，

「もちろんポアンカレーのいうようにクロネッカーの行った量の追放は空疎ではなく，20世紀の抽象代数学を生み出しはした。だが，数学教育には大きなわざわいを残したのである。ところが黒表紙を葬った墓の石はまだ軽すぎたらしく，近ごろ墓が動き始めたようだ。その幽霊の頭は「二則主義」であり，胴体は「関係数」またの名は「割合分数」というものである」

（【S】No.52，p.75）

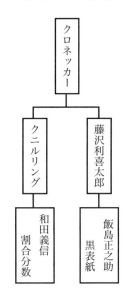

と遠山らしい比喩によって割合分数を批判している。

外延量・内包量から度・率・倍・比へ

　遠山は「量の問題について」の中で，温度と熱という2つの概念が曖昧になっていてその指導に困難をきたしているという科学教育研究協議会の人たちからの指摘を取り上げ，そこから外延量・内包量という概念を抽出している。すなわち温度は内包量であり，熱は外延量なのである。この分類について遠山は，

　　「量を内包量と外延量とに分類することは中世紀の哲学者によってはじめられたらしい。平たくいえば，内包量は「強さ」の量であり，外延量はひろがりの量である。その二つを区別する数学的な目安はつぎのようになるだろう。それぞれ温度が $50°$, $60°$ である2つの物体を合わせたとき，合わせたものの温度は $50° + 60° = 110°$ にはならない。しかし熱量のほうはそのままプラスされる。現代数学の用語を使うと，外延量は「加法的」であるし，内包量はそうではないのである。加法的な量の一般論として組織されたのがいわゆる測度論なのである」（【S】No.44，pp.32–33）

と解説している。さらに遠山は，外延量・内包量という用語も一定している

わけではなく，P. デュ・ボア＝レーモンは，

　　　　外延量を線型量（lineare grösse），内包量を非線型量（nichtlinerare grösse）

と呼び，オストワルドの『エネルギー』（岩波文庫）では，

　　　　外延量を容度（Extensität），内包量を強度（Intensität）

と訳されていることも紹介している。

　当時は外延量・内包量という用語は数学教育界ではまったく新しい術語であったから，「いたずらに珍奇な新語をつくって混乱を巻き起こす，というので評判が悪かった」と後に遠山は「私の雑記帳（1）量の体系ができるまで」（【S】No.162）の中で語っている。

　またこの論稿では，外延量・内包量という用語をどこからもってきたのかという問いに対して「学生時代に読んだ H.Weyl "Raum・Zeit・Materie" という本のなかに量を Quantität と Intensität という 2 つに区別してあったことをふと思いだしたのです」と語り，これを契機に科学史や哲学史の本を読みあさったのだと回顧している。

　「量の問題について」（【S】No.44，昭和 33 年 8 月号）では，連続量を外延量と内包量に分類し，その区別をすることの重要性を指摘するにとどまっていたが，さらに内包量の分類を精密化して度・率・倍・比という種別化を示した論文が発表されたのは約 1 年後のことであり，それが遠山の連載「教師のための数学入門 XII」（【S】No.58，昭和 34 年 9 月号）であった。

　加法的な量である外延量の段階に現れる演算は加減であって乗除は出てこないが，たとえば針金の長さと重さという異種の外延量の対応では "単位の長さの重さ" という新しい量が現れる。これが密度（正確にいえば線密度）という内包量であり，「重さ ÷ 長さ」という計算で導き出される。つまり一般的には「内包量＝外延量÷外延量」であり，したがって「内包量×外延量＝外延量」となるが，これを抽象化すると「分数×分数＝分数」という計算になる。このことをまとめて，遠山は下記のように述べている（【S】No.58，pp.72–73）。

　　　　「同種の外延量だけの大小や増減をやっているあいだは，分数の加減だけですむが，異種の量の比較をやりはじめると，内包量，比例，分数の

乗除がどうしても必要になってくるのである。これを量の第二段階とよぶことにしよう。26 年の指導要領は分数の乗除を中学に送ってしまったが，これは量の第二段階を中学に回し，小学校は第一段階だけに止めようとする考え方であったわけである。

　こんどの 33 年の指導要領は小数による乗除を 5 年に，分数による乗除を 6 年にいれるようになったから，これは当然内包量が本格的に小学校にはいってくることを意味している。そうなると，どうしても小学校で内包量の正しい指導法をつくり上げておかなくてはならない」

そして内包量についての考究へと進み，度・率・倍・比という種別化に行き着くとともに，昭和 33 年学習指導要領がいうところの“割合”との関係についても含めて包括的な理論を展開するのである。

　遠山は「内包量の典型的な例として密度をあげたが，その他にもいろいろの内包量がある。温度，速度，濃度，単価，含有率，混合率，確率等がそれである」と述べて，“度”が付くものと“率”が付くものがあることを指摘している。

　そして内包量 $= \dfrac{外延量}{外延量}$ としたとき，度が付くものの多くは分母と分子が異種の外延量になっている（ただし濃度だけは例外で，これはむしろ含有率に近い）と遠山は述べている。続けて遠山は，

　　「これに対して「率」は分子と分母が同種の量になっていて，その数値はディメンジョンのない純粋数（pure number）なのである。つまり内包量は大別すると度と率になるということができよう」

と結論づけている（【S】No.58，p.74，下線：筆者）。

　しかし遠山の考究はさらに続く。密度においては「質量と体積は同一の物質の異なる側面」を表す量であり，

　　「密度 $= \dfrac{質量}{体積}$ という計算は一つの物質だけについて行われる。ところが率となると多くの場合そうはいかない。たとえば混合率の場合でも，それは異なる二つの物質の混合の度合を表わしているし，均等分布という条件がどうしても表面にでてくる」（【S】No.58，p.74，傍点：著者）

と遠山は述べ，水と粘土の場合について，かき回して均等分布の状態を作り上げた後の状況を考察して下記のように解説している。

　「しばらくたって粘土が底に沈んでしまうと混合率という考えにはなかなか到達しにくい。水の単位量当りという考え方がなかなかでてこない。もともと「単位量当り」という考えは均等分布を前提としてはじめてでてくるものだからである。水と粘土の場合を例にとると，つぎのようになるだろう。

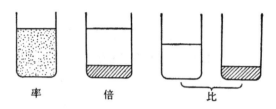

率　　　　　　倍　　　　　　　　比

　　水と粘土を完全に混合した場合は「率」であり，粘土が下に沈殿した場合は「倍」であり，さらに二つの容器に水と粘土を分けた場合が「比」になるだろう。率の計算は等分除であり，倍の計算は包含除であり，ここで考えの転換が行なわれる」（【S】No.58，p.75）

　ここに内包量との関わりで「倍」と「比」が登場する。そして昭和33年指導要領第5学年の「C 数量関係（割合）」での，

　「(3) 異種の二つの数量についての割合を表わすのに，一方の一定量に対する他の量の大きさを用いたり，「単位量当り」の考え方を用いたりすることを理解させ，数量の関係を調べるのにこれを用いる能力を伸ばす」

という記述に言及し，度や率も"割合"の中に含まれるとみなして，最終的に右図のような「量の系統」を完成させたのである（【S】No.58，p.75）。これによって遠山における理論的な意味での量の体系化は基本的に完成するのである。

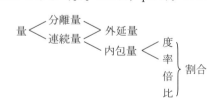

　なお遠山の連載「教師のための数学入門」は後に『教師のための数学

入門』（国土社，数量編：昭和 35 年 1 月 25 日，関数・図形編：昭和 40 年 1 月 25 日）として単行本化された。また連載「私の雑記帳」は『数学教育ノート』（国土社，昭和 44 年 6 月 20 日）として単行本化された。

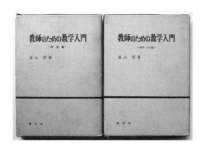 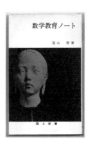

『教師のための数学入門』（数量編，関数・図形編），『数学教育ノート』

量の 4 段階指導について

　数教協第 6 回全国大会への問題提起として執筆された「量の問題について」にもとづく討論をさらに継続して深める必要があると考えた遠山は，第 7 回全国大会に向けての論文「量について」（【S】No.55，昭和 34 年 6 月号）を発表した。

　この論文の背景には，当時進行中であった検定教科書『みんなの算数』の編集作業があった。そこで生じた具体的な諸問題を解決するために，より進んだ理論化に迫られたのである（「著作集解説」p.293）。その具体的な諸問題の 1 つが "量の指導段階" である。

　遠山はすべての量は比較から生まれてくると考えて，最も素朴な比較法としての「直接比較」の段階が最初であり，直接に比較できない場面に遭遇したとき「間接比較」という方法が用いられると考えたのである。この間接比較の方法が発展させられることによって，歩幅とかマッチ棒などの適当な何物かを単位として比較する方法に至るのである。しかし，その単位はその場かぎりの単位であるから「個別単位」というべきであり，その場かぎりのものではなく一定の大きさの社会の全員によって共有された単位，すなわち「普

118

遍単位」の段階へと進むと考えたのである（【S】No.55, pp.24–25）。

　もっとも遠山による量の指導段階の指摘は論文「量について」が最初ではなく，すでに前年の中谷太郎編『小学校算数科の新教育課程』（国土社，昭和33年10月25日）に執筆されている。そこには，

　　「以上のようにみてくるとメートルやグラムのような普遍的な単位が生まれてくるまでには，つぎの四つの段階があるとみられる。

　　　直接比較 —— 間接比較 —— 個別単位 —— 普遍単位」（p.81）

と述べられている。

　これが遠山による「量の4段階指導」であるが，遠山の回顧録「私の雑記帳（1）量の体系ができるまで」（【S】No.162, 昭和42年4月号）には，

　　「はじめは4段階ではなく，3段階でした。1958年8月24日付の日記をあけてみましたら，こう書いてありました。

　　　「1. 直接比較

　　　 2. 間接比較 —— 単位

　　　 3. 普遍的単位」

　　そのころは3段階と考えていたわけです。それが前にあげた中谷氏編の本では4段階になっています。この本は10月にでていますから，3段階から4段階に変ったのは1958年の9月ごろだったと思われます」

と述べられていて（p.37），当初は3段階であったことがわかる。

　上記の日記にある1958年8月24日という日は，後述するように，『みんなの算数』編集のための軽井沢での合宿編集会議（8月16日～23日）終了日の翌日のことであるから，量の指導段階についても教科書編集が大きな契機になっていたわけである。

　この「量の4段階指導」については，最初の2段階は"量の比較"であり，後の2段階は"量の測定法"であるから，異なる概念が混在しているという批判あるいは誤解があるが，遠山が意図したのは「量の指導が普遍単位による測定一点張りであった」という当時の算数教育界に対する警鐘なのであった。つまり測定に用いられる普遍単位の必然性を子どもに理解させることが量指導の第一歩であると遠山は考えたのである。したがって量の4段階指導は正

確にいえば「普遍単位の導入に関する 4 段階指導」なのである。

遠山と寺尾寿

　すでに第 3 章の「理論流儀算術への批判」で見たように，明治 20 年代に広く流布した理論流儀算術の代表的な著書である寺尾寿の『中等教育算術教科書』では「数学とは計り得べき量の学問の総称なり」と規定されていたし，数概念に関しても「数という思想は同じ種類のものの聚れるより起るものなり」と述べられていて，「量から数へ」という道筋を示す主張はすでに明治 20 年代に現れていたのである。

　遠山は藤沢の『算術条目及教授法』や『数学教授法講義筆記』などを読破していたから，そのような寺尾の理論を知らなかったはずはないと思われる。しかし管見するかぎり遠山が寺尾理論に言及した記録は見出せない。これは不思議なことである。生前の遠山に聞いておけばよかったと悔やまれるが，今となっては推測する以外にない。おそらく遠山は何らかの理由で寺尾理論に言及する，あるいは引き合いに出す必要を認めなかったのではないかと推測される。その理由を考えてみよう。

　寺尾は『中等教育算術教科書』の序論において "兵卒五人" や "家十二軒" などの量を「不連続量」と名づけ，"糸の長さ" や "物体の重さ" などの量を「連続せる量」と呼んでいる。これは遠山のいう「分離量」と「連続量」と同じであるが，遠山にはこの言葉使いが許容できなかったのではないだろうか。

　遠山は「教師のための数学入門 X」(【S】No.56) において，

　　「万物を分離的にみるか，それとも連続的にみるか，という二つの物質観は長いあいだあるときは闘争しつつあるときは絡まり合いながら科学思想史を貫いてきた」(p.68)

と述べて "分離的" と "連続的" という 2 つの概念の起源に言及した後，

　　「ついでにいっておくが，「分離的」という代りに「不連続的」という人もあるが，私はそうは言いたくない。算数教育のはじまりは何といっても分離量であって，そのつぎにでてくるのが連続量なのであるから，後

にでてくるものを否定した形のコトバが先にでてくるのは好ましくない」と述べている（p.68）。

したがって寺尾が用いている "不連続量" という用語には違和感をもったに違いない。だが，これは単なる用語の問題であるのかもしれない。用語についていえば，寺尾には外延量や内包量などという用語はもちろん出てこない。

寺尾は「数は同じ種類のものの集まりから起こる」という主張を敷衍して不連続量という用語を使用しているにすぎないのである。そして数を同種のものの集まりに結びつける主張は明治 20 年代には多く見られるのであり，寺尾に限ったことではない。

寺尾理論の最大の特徴は「数学は量の学問である」という主張にこそある。したがって遠山が寺尾理論を引き合いに出さなかったことには別の理由があったのかもしれない。次にそれを考えてみよう。

小学校段階における数と量の関係においては，次図に示すように分数の位置づけが分岐点となる。【図1】では分数は量と直接的な関係をもたないのであるが，【図2】では分数は連続量の直接的表現として位置づけされる。

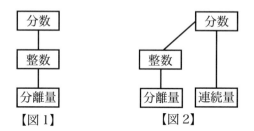

【図1】　　　【図2】

では，寺尾理論において分数はどのように位置づけされているのか。寺尾による分数の導入を見てみよう。寺尾の『中等教育算術教科書 上巻』では「第三編 分数」「第一章 分数の総論」の冒頭に「分数の起源」が説かれている。

ある量が与えられたとき，それと同じ種類の一定量を "単位" と名づけ，その単位によって与えられた量を計(はか)るのである。そのとき所与の量が単位の幾倍かに等しいときは整数で表されることになるのであるが，そうでない場合は直線の長さを例にして，

　　「或る直線の長さが，単位を七つに等分したる一部分の丁度五倍に等し
　　きときは，此長さは単位の七分の五に等しといひて其価格を言ひ著わす
　　ことを得べし。
　　　箇様の場合に於て此量の価格を言ひ著わす所のもの，即ち此例にいえ
　　る七分の五などを，称して分数という」（p.237，ルビの○：著者）

と説明されている。そして続いて「定義」として，

　　「前にいえることによりて，分数とは，或る量が単位を幾箇に等分して
　　得る所の部分の幾倍に等しきかを示す所の数なり」（pp.237–238，傍点略）

と規定されている。

　すなわち寺尾の分数は "分割分数" なのである。したがって "量の分数" を構
想していた遠山にはとても容認できるものではなかった。では遠山は分数が
どのようにして生まれると考えていたのだろうか。それは後述する「遠山の
分数論」にゆずることとする。

　遠山が理論流儀算術にどのような評価を下していたのかを知る史料は管見
するかぎり見あたらないが，寺尾の『中等教育算術教科書』を読んでいない
とは思われない。なぜなら藤沢の『算術条目及教授法』はすみずみまで読ん
だはずであるから，「数学は量の学問である」という藤沢と対立した主張に接
したはずであり，それが寺尾の算術教科書であることは調べればすぐにわか
ることである。

　寺尾は『中等教育算術教科書』の序論の冒頭で「数という思想は同じ種類
のものの 聚 れるより起るものなり」と述べてはいたが，ここでの「数」は整
数に限られていて，分数を連続量から直接的に導き出すまでには至っていな
いことを遠山は見抜き，それゆえに寺尾理論に言及する必要を認めず，ポジ
ティブな評価を下さなかったものと思われる。

　第 3 章で述べたように，寺尾の理論流儀算術は藤沢によって激しく攻撃，
批判されたのであったが，その精神は物理学校系統に属する数学教育関係者
によって脈々と受け継がれていった。その中には数学教育協議会設立に際し
ての遠山の同志である小倉金之助，中谷太郎，黒田孝郎などがいたし，山崎
三郎も物理学校に縁をもっていた。

　したがって遠山も無意識的であったかもしれないが寺尾理論の影響を受けていたと筆者には思われる。その意味において，明治20年代の寺尾，藤沢から遠山に至る数学教育思潮を図式化すれば，下図のようになると思われる。

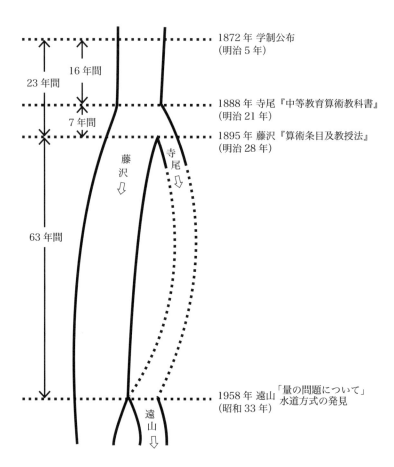

水道方式について

《一般から特殊へ》

　昭和34年頃に量の体系化に関する基礎的作業を終えた遠山は，量の問題をさらに実践的に深めるためにその単行本化を企画し，長妻克亘との共著とし

て『量の理論』（明治図書，昭和 37 年 10 月）を刊行した。この書名の副題に「水道方式の基礎」とあるように，量の理論は数と計算に関する指導法である水道方式の基礎にもなっているのである。

　遠山が水道方式の原理を発見したのは昭和 33 年 8 月のことであった。生活単元学習を廃棄して新学習指導要領（昭和 33 年 10 月告示）を作成する動きは昭和 30 年頃から始まっていて，その基本的方向は昭和 32 年には姿を見せていた。教科書会社から編集を依頼された遠山たちは昭和 33 年 5 月から編集にとりかかり，8 月 16 日 ～ 23 日軽井沢において合宿編集会議を開いたのである。この会議ではまず全体の骨組みを立てて 1 年生用教科書，2 年生用教科書，…… と進められていったのであるが，2 年生のところで行き詰まってしまった。

　新指導要領では，小学校 2 年に 3 桁の加減がおろされてくることが確実と言われていた。しかし具体的プランの作成段階になって，3 桁の加減を 2 年生に入れることがかなり難題であることがわかってきた。なぜなら 3 桁の加法だけでも問題数は 81 万題もあり，これらをすべてできるようにプランを立てなければならないからである。

　従来の伝統的な方法では，2 桁どうしの数について，繰り上がりのある加法を適用して 3 桁の数へと数を拡張するようになっていた。つまり数の拡張と演算とをからみ合わせて進む方法である。たとえば緑表紙では下記のように展開されている。

$$\frac{\begin{array}{r}60\\+7\end{array}}{} \longrightarrow \frac{\begin{array}{r}3\\+60\end{array}}{} \longrightarrow \frac{\begin{array}{r}60\\+40\end{array}}{} \longrightarrow \frac{\begin{array}{r}96\\+4\end{array}}{} \longrightarrow \frac{\begin{array}{r}53\\+20\end{array}}{} \longrightarrow \frac{\begin{array}{r}64\\+12\end{array}}{}$$

このような展開は暗算中心主義にもとづくもので，"丸い数"（round number）の計算から始まって一般的なものに発展していくのである。

　したがって緑表紙における 3 桁の場合の展開方式を概括すれば，

$$\frac{\begin{array}{r}600\\+200\end{array}}{}\text{（2 年下）} \longrightarrow \frac{\begin{array}{r}640\\+230\end{array}}{}\text{（3 年上）} \longrightarrow \frac{\begin{array}{r}634\\+252\end{array}}{}\text{（3 年下）}$$

のようになり，繰り上がりがなくケタも揃った一般型はようやく尋常 3 年の

124

下巻になって現れるのである。このような暗算方式では，3桁の加減を2年生に入れることはほとんど不可能に近い。

そこで遠山たちは数の拡張と演算とを切り離して，形式の整った2桁どうし，3桁どうしの一般型の加法から始め，そこから逆に型のくずれた特殊な型の加法へと降りていく方法を案出した。すなわち「一般から特殊へ」を原則とする展開方式を採用することとしたのである。これが水道方式の発見であり，筆算中心主義の採用であった。つまり，

　　暗算方式：“数の大小”を原則とする → 「特殊から一般へ」の展開
　　筆算方式：“形式の斉一性”を原則とする → 「一般から特殊へ」の展開

となるのである。

この“水道方式の発見”がドイツの数学者ヤコービの「常に逆転せよ」に触発されたものであるという遠山の回顧談は，第2章の「遠山における“驚異の諸年”── 三大発見」で述べた通りである。

遠山は教科書編集にあたって，黒表紙・緑表紙における計算指導の展開方法をつぶさに研究している。その結果は「教師のための数学入門 VII」（【S】No.53，昭和34年4月号）に掲載されていて，次のように概括している。

　　「黒表紙では暗算から筆算に至る段階は“特殊から一般へ”に従い，その後の筆算の展開は“一般から特殊へ”と進んでいるのに対して，緑表紙では暗算から筆算に至る段階及びその後の筆算の展開の双方において“特殊から一般へ”に従っているのである」

遠山は黒表紙と緑表紙における暗算と筆算の展開形式を右のように図式化している。ここで「→は暗算，⇒は筆算」を表している。遠山は「この図をみると，黒表紙はΛ（ラムダ）型であり，緑表紙はN型である」と述べている（p.71）。

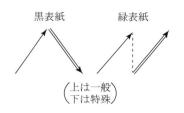

それでは水道方式ではどのような展開になるのであろうか。遠山は2位数の場合を例にして，下記のように“形式の斉一性”を原則とした展開方式を述べている。

$$\frac{23}{+45} \;\rightarrow\; \frac{23}{+40} \;\rightarrow\; \frac{20}{+40} \;\rightarrow\; \frac{23}{+5}$$

そして暗算は筆算の後に続くべきものであるとして，

$$23+5 \;\rightarrow\; 20+40 \;\rightarrow\; 23+40 \;\rightarrow\; 23+45$$

という展開方式になるとしている。それを図式化したのが下図であり，Ｖ型となっている。

しかし筆算方式といっても，最初の段階には最低限の暗算（遠山は"基礎暗算"と呼んでいる）は必要なのであるから，活字体のＶよりは筆記体の v に近いと遠山は述べている（【S】No.53，pp.75–76）。

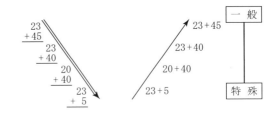

《素過程と複合過程》

　遠山は教育科学研究全国連絡協議会編『教育』No.126（国土社，昭和 36 年 3 月号）に所載の「水道方式の考えかた」において，1 位数の加法と位取りの原理とを組み合わせて 3 位数の加法が構成されるとして下図を示し，

「一位数の加法は単純な計算や思考の過程であるから素過程とよび，それらを組合わせた三位数の加法は複合過程とよぶ」（p.20）

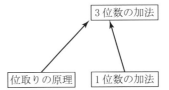

と述べている。もちろん素過程と複合過程の区別は絶対的なものではなく，複合過程が次の段階では素過程として位置づけられることがあると，遠山は念を押して説明している。

　遠山は「一般から特殊へ」に対する教育学者からの反論に対して，その原則は計算体系を作るにあたって強く浮かび上がってくると指摘しつつ，数計算においては一般的なものが典型的なものであるとして，「一般的なものが典型

的なものだと言いかえると，多くの人は納得できるだろう」（『教育』No.126，p.21）と述べ，さらにコメニウスが『大教授学』で説いた教授法の原則を引用して，水道方式の原理に一致していると解説している。そして典型的な複合過程を初めに学習して次第に非典型的なものに及ぼしていく段階を "退化"（degenerate）と呼び，

> 「この段階ではほとんど教師は手を加える必要はなく，ただ問題の配列に気を配ればよいのである。これをはじめから図示するとつぎのようになる」（同上誌 p.22）

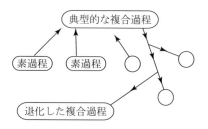

と述べて右図を示している。

遠山は水道方式という名前はこの図式に由来しているとして，

> 「それは都市の水道施設によく似ているからである。水源地もしくは貯水地に当るのは典型的な複合過程であり，それがコメニウスの「一般的な輪廓」に当る。ここをよく押えておくと後は水が重力によって鉄管のなかを自然に流れて各家庭の台所にくるように計算体系でもほとんど指導を加えないでも退化した複合過程までできるようになるのである。ここが水道によく似ているので，研究の途中で仮に「水道方式」とよんでいたのが，いつのまにか本名になってしまったのである」（同上誌 p.22）

と解説している。

しかし，一方で遠山は「水道方式誕生の頃」と題した座談会（【S】No.242，昭和 48 年 7 月号）において，「水道方式という奇妙な名前の功罪」として，

> 「あまりまともな名前は教育の世界に多くて，すぐまねされたり，要するにあまり一般的な名前をつけると，わけがわからなくなっちゃう。非常に匂いの強いやつをつけておいたらいいんじゃないかなということで，……」

とも述べている（pp.33–34）。また銀林浩は遠山の意図について，

> 「実は教育界には悪いくせがあって，人の発見したことをだまって盗むという習慣があったわけですね。そういうものを防ぐということは遠山

さんにあった，とぼくは思っているんですがね」（p.34）

と語っている。

　水道方式を一般的な名前で呼ぶとすれば「分析総合方式」となる。水道方式の理論を体系的に論述し“水道方式の原典”ともいわれる遠山啓・銀林浩『水道方式による計算体系』（明治図書，昭和 35 年 11 月）では，

　　「もちろん，この「水道方式」という名は本名としてではなく，仮りの名のつもりであった。もし，しいて本名をつけるとしたら「**分析総合方式**」とでもしたらよかっただろう」（p.11，太字：著者）

と述べられている。

　水道方式は現代数学・現代科学の方法である分析・総合の方法を意図的に適用した結果であり，“数学教育現代化の嫡子”と呼ばれる所以でもある。こうして遠山は「量の定礎」と「水道方式の発見」によって“算数教育の改革者”となったのである。

《教具としてのタイル》

　素過程から複合過程を構成するときには「位取りの原理」が土台とされていたが，より正確にいえば「十進位取りの原理」である。この原理と素過程が合わさって数と計算の体系が構築されるのである。この位取りの原理を理解させるために遠山が提案した教具が「タイル」である。遠山は「水道方式の考えかた」（『教育』No.126）において，

　　「…… 水道方式には一つの重要な前提がある。それはタイルである。このタイルという前提条件がなかったら，水道方式の全体系は根底から動揺するほかはないだろう。そのくらいタイルは水道方式と切りはなすことのできないものなのである」（p.18）

と述べている。

　当時は教具として一円・十円・百円という貨幣，赤板（一）・黄板（十）・青板（百）という色板，計算棒などが用いられていたが，そのいずれも数の十進構造と位取りの原理の理解には適さないと遠山は批判し，厚紙で作った小さな正方形を「一」，それが 10 個つながった 1 本を「十」，さらにその 10 本

がつながった 1 枚を「百」とする教
具を"タイル"と呼んで，十進位取り
の原理のための教具としたのである。
このタイルは水道方式の原理が発見さ
れる以前から遠山が数の十進構造をと
らえさせるシェーマとして使用するこ
とを予定していたものであった（【S】
No.163，p.36）。

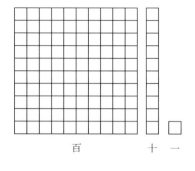

百　　　　　十　一

　遠山は「分離量を小円の集まりで表わすのが数図であるとしたら，連続量
の表現である線分を「量図」とよんでも決して不自然ではあるまい」（中谷太
郎編『小学校算数科の新教育課程』国土社，昭和 33 年 10 月 25 日，p.80）と
述べ，数図から量図への移行を下図のように示している。

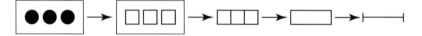

　そして続けて，

　　「円は横につながることができないが，正方形は横につながって帯をつ
　　くることができるのである。帯から線分へうつることはそれほどむずか
　　しいことではないだろう」（同上書 p.80）

と述べている。

　この論稿は水道方式の原理が発見された軽井沢での合宿編集会議より以前
に書かれたものであり，すでに小正方形（タイル）に着目されている。なお
タイルを用いた実践を最初に行なったのは，当時東京都中央区立月島第二小
学校に勤務していた渡辺幸信であった（【S】No.57，p.69）。

遠山の分数論

　算数教育の中で一番難しいものは何かといえば，それは恐らく分数であろ
うと，遠山は「教師のための数学入門 X」（【S】No.56，p.67）において述べ，

下記のように，藤沢と同様にドイツの諺を紹介している（p.67）。

　　「まことに分数という教材は算数教育の暗礁地帯であり，多くの船が，ここで難破したし，今でも難破しつつあるようだ。ドイツ語に "in die Brüche gehen" というコトバがあって，直訳すれば「分数に入る」ということだが，本当の意味は「わけが分らなくなる」という意味だという」

　藤沢は "geraten"（陥る）という動詞を用いていたが，遠山は "gehen"（入る）という動詞を使用している。では，遠山の分数論はどのような過程を経て形成されていったのであろうか。その形成過程を遠山の論文及び著書に即して時代順に論究してみよう。

《第一段階》［昭和 33 年 ～ 昭和 34 年］

　最初の論文は数教協第 6 回全国大会への問題提起として書かれた「量の問題について」（【S】No.44，昭和 33 年 8 月号）である。この論文では，分数と小数の違いに関連して，

　　「<u>二つの同質の連続量を比較することからまずでてくるのは分数である。</u>a, b という長さをくらべるのには短いほう（b）で長いほう（b）（これは（a）の誤植：筆者）を割ってみる（包含除）。そのとき余りがなかったら，そのときの商，たとえば 2 がそのまま <u>比の値</u>になる。

　　しかし余りがあったら，それが b の何分の 1 であるかをみなければならないが，そのためには余りで b を割ってみる。そのときの商が 3 だったら，$2\frac{1}{3}$ が <u>比の値になる</u>。このやりかたは古代ギリシャの職人が用いたものだといわれている。この方法をどこまでも続けていくのが <u>ユークリッドの互除法</u> なのである」（p.36，下線：筆者）

と述べられている。

　この最初の論文において "互除法" が分数との関連で言及されていて，「分数は 2 つの同質の連続量を比較することから出てくる」と述べられるとともに，「比の値」という関係概念まで使用されている。

　この記述は【S】No.44，p.36 のものであるが，その前の p.31 の図式 —— 本章の「割合分数への批判」を参照 —— では，分数は具体的連続量に直結され

ている。したがって「分数は 1 つの連続量の表現」を意味していると考えられるから，p.36 の「分数は 2 つの同質の連続量を比較することからでてくる」という記述とは矛盾しているかのように思われる。そこで次の論文を見てみよう。

　次の論文は割合分数を標榜する和田理論を批判した「教師のための数学入門 VI」（【S】No.52，昭和 34 年 3 月号）であり，割合分数は「分数を **二つの量の関係概念としてとらえようとするもの**」（太字：著者）だと批判して，

　　　「しかし，これだけが分数の考え方ではない。それは **一つ** の連続量の対象的表現（抽象的表現の誤植：筆者）とみる考えかたである。つまりこれは分数を実体概念としてとらえようとするのである」

と述べている（pp.69–70，太字：著者）。

　この和田理論を批判した論文では，分数を「2 つの量の関係概念として捉える」ことを批判して「1 つの連続量の抽象的表現とみる」立場が明瞭に示されている。したがって遠山分数論は昭和 33 年から昭和 34 年にかけて部分的に変容したように思われるが，次の第二段階ではどのようになったのであろうか。

《第二段階》［昭和 34 年］

　次の論文は数教協第 7 回全国大会に提起された「量について」（【S】No.55，昭和 34 年 6 月号）である。この論文では，

　　　「分数小数を連続量の抽象的表現とみる立場を「量の分数」とよぶことにすると，これに対立する考えかたは「割合分数」である」（p.27）

と述べられていて，ここに初めて「量の分数」という言葉が現れる。

　この "量の分数" は《第一段階》で主張していた "1 つの連続量の抽象的表現としての分数" と同じことであり，これ以後の遠山はもっぱら "量の分数" という言葉を使用している。

　次の論文が「教師のための数学入門 X」（【S】No.56，昭和 34 年 7 月号）であり，「分数という濃霧のかかった暗礁地帯を無事に通り抜けて，比例や文字計算などの港にたどりつくには，もちろん正確な羅針盤がいる」と述べ，

「筆者によると，その羅針盤は「分数は連続量の抽象的表現である」という見方だと考えているが，この考えかたを，「量の分数」とよぶことにしよう」

と述べている（p.67）。

ここまでは《第一段階》の後半からの主張である「分数は1つの連続量の抽象的表現」で一貫しているのであるが，この論文の最後に再び互除法が登場してくる。遠山は「連続量から分数が論理的にどうしてでてくるかをたどってみよう」と述べて，次のように説明している（pp.75–76）。

「長さの棒 a を他の単位の長さの棒 b で測るときの手続きをたどってみよう。（中略）まず，短いほうの b で a を測るのだが，そのとき，a は b の3倍より長く，4倍より短いとしよう。このとき，でてきた半端を c とする。

$$a = 3b + c$$

この c が b の何分の1になるかをみるために，b を c で割ってみる。このとき，b が c のちょうど4倍であったら，

$$a = 3b + \frac{b}{4} = \left(3 + \frac{1}{4}\right)b$$

となり，a は b の $3\frac{1}{4}$ になることがわかる。

もしここで b が c で割り切れなかったら，さらにそのときの余りで c を割る。このように，余りで割っていくのが互除法であるが，この方式からでてくるのが分数である。（中略）

分数は同種の二つの量の比較からでてくるが，……」

遠山は再び「分数は同種の2つの量の比較から出てくる」と述べていて，《第一段階》の前半の主張へと逆戻りしてしまっている。

同じ時期に遠山は『数学入門 上』（岩波新書，昭和34年11月17日）を刊行していて，連続量を分離量化する際に現れる半端の処理に関連して，

「この手続きは古代ギリシアの大工などが使っていたものと言われている。この方法で測っていくとき，現れてくるのは分数である」（p.28）

132

と述べている。これは明らかに互除法のことである。

また，この書では「もともと分数には二つの意味がある」として，

「第一の意味は，たとえば $\frac{2}{3}$ は $\frac{1}{3}$ を二つ集めたものと見ることである」
と述べ（p.32），さらに，

「$\frac{3}{5} = \frac{1}{5} + \frac{1}{5} + \frac{1}{5}$ であるというのが $\frac{3}{5}$ の第一の意味だとしたら，
$\frac{3}{5} = 3 \div 5$ は第二の意味になる」（p.33）

と述べているから，遠山は“分割分数”と“商分数”が分数のもともとの意味だとみなしていることになる。

そしてこの2つの意味の分数が一致することを，3枚の紙を重ねておいて5等分することによって，$3 \div 5 = \frac{1}{5} + \frac{1}{5} + \frac{1}{5}$ であることが確かめられると述べている。しかしこの2つの意味の分数と互除法との関連についてはまったく言及されていないのである。

その後に説明されている分数の加減も分割分数を用いたものであるから，初めに述べた「この方法（互除法のこと：筆者）で測っていくとき，現れてくるのは分数である」という言明は何のためであったか判然としない。

結局のところ《第二段階》の遠山分数論は，

（1）分数は1つの連続量の抽象的表現であり，“量の分数”と呼ぶ。

（2）分数は互除法によって同種の2つの連続量の比較から出てくる。

（3）分数のもともとの意味としては分割分数と商分数がある。

などの主張が混在していて，不透明な分数論になっているように思われる。

しかし，次のように好意的に解釈することもできる。前述した「長さの棒 a を他の単位の長さの棒 b で測る」を例にすれば，「棒 a の長さ」という“1つの連続量”を数値化するために互除法という手続きを使用したと解釈できる。そうすると遠山分数論の基本的立場は（1）にあり，（2）の互除法は（1）のために用いられた手段（操作）であることになる。

したがって《第二段階》の遠山分数論は，分数を“量分数”，“分割分数”，“商分数”の3種に類別したことになる。ただ筆者には「分数は同種の2つの連続量の比較

から出てくる」という表現がどうしても気になるのである。言葉使いに慎重
であった遠山であるからこそ，なおさらこの言葉使いは"重い表現"として残
るのである。

《第三段階》［昭和 35 年〜昭和 37 年］

　遠山は《第二段階》までに，雑誌『数学教室』で連載した分数論を集大成
して『教師のための数学入門 数量編』（国土社，昭和 35 年 1 月 25 日）に「第
9 章 分数論」を執筆した。ここでの分数論の基本線は雑誌での連載と同じで
あるが，多少の加筆も行われている。その 1 つが下記の文章である。

　　　「クラインがいうように分数には関係，操作，量という三つの意味があ
　　り，そのなかのどれを中心にして分数の指導体系をうち立てていくか，と
　　いう大きな問題がある」（p.239）

　ここで重要なことは「分数には関係，操作，量という三つの意味がある」と
の認識が示されていることである。ここでクラインが言っている"関係"は遠
山にとっては"割合"であった。そのことは遠山啓『お母さんもわかる水道方
式の算数』（明治図書，昭和 37 年 5 月）において，

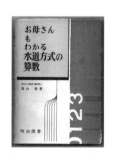

　　　「…… 分数とは何かという考えかたには，
　　いろいろなみかたがあります。大体，大ま
　　かに分けると，3 つの考えかたがあります。
　　　それは割合の分数，それから操作の分
　　数，それから量の分数です。この本では，
　　量の分数という立場に立って，子どもを指
　　導したいと思います」（p.151）

『お母さんもわかる水道方式の
算数』

と述べられていることから明らかである。

　また同じ時期の論文「数学教育における量の問題 3」（『数学セミナー』日本
評論社，昭和 37 年 10 月号）において，

　　　「この説明の方法には細かく分けると多種多様になるが，大別すれば 3
　　種類になる」（p.13）

として，

 （1）　割合　　（2）　操作　　（3）　量

と列挙されている。このうち 2 番目の「操作」については『お母さんもわか
る水道方式の算数』での説明のほうが分かりやすいので，下記に引用してみ
よう。

> 「操作の分数というのがあります。これは分数を，かけ算の操作と考え
> る考えかたです。これは割合分数と非常によく似ていますが，少し考え
> 方が違います。それは $\frac{3}{5}$ というのを，5 でわって 3 をかけるという計算
> をひき起こすものとして，$\frac{3}{5}$ を考えるのです。
>
> つまり $\frac{3}{5}$ は，$\times \frac{3}{5}$ と考えるのです。（中略）ところが子どもにとって
> は，かけるは簡単に考えられますが，5 でわって 3 ^{ママ}でかけることを 1 つの
> 計算として見ることは，たいへん困難です。どうしても子どもにとって
> は，2 回の計算なのです」（p.153）

ここでいわれている "操作の分数" とは，単独で用いられる $\frac{3}{5}$ ではなく「何々
の $\frac{3}{5}$」のように用いられるので「"の" つきの分数」と呼ばれる。

この "のつきの分数" については昭和 4 年の日本中等教育数学会第 11 回総
会における掛谷宗一の講演「初等数学の基礎事項について」（『日本中等教育
数学会雑誌』第 11 巻第 4 号–第 5 号，昭和 4 年 10 月に所載）の中で下記のよ
うに言及されている。

> 「例えば 30 の三分の二は何であるかと問うて其れは 20 であると云う
> 風に学んだ。即ち三分の二はこの場合数としての意味は無いのであり
> ます。<u>前に何々のと云う主格が無ければ意味を為しません。</u>換言すれば
> 何々の何分の幾つは何かと云わなければ意味がありません。それが何時
> の間にか何々のと云う主格が無くなって只の $\frac{2}{3}$ が出来て来ました。而
> して其の変遷が甚だ漠然と巧妙に行われて居ります。実際の真義から
> 云えば 30 の三分の二と云う場合の三分の二は分数という一つの数では

なく一つの文章を簡単に云ったものに過ぎません。後の場合の只の $\frac{2}{3}$ は <u>分数と呼ぶ一つの数で之を文章で言えば 1 の三分の二である</u>。此の文章としての分数（？）と数としての分数とは往々混同される場合がありますが，文章としての幾分の幾つに分数と云う名前は用いたくないと思います」（pp.197–198，下線：筆者）

　掛谷の説によれば「何々の五分の三」という "のつきの分数" は「数としての分数」ではなく「文章としての分数（？）」となるが，遠山は「……の五分の三」の部分を「 $\times \frac{3}{5}$ 」と捉えて "操作の分数" と呼んでいるのである。

　遠山は『数学入門 上』において分数 $\frac{3}{5}$ の第 1 の意味として「 $\frac{3}{5} = \frac{1}{5} + \frac{1}{5} + \frac{1}{5}$ 」を指摘していた。これが "分割分数" であり，「 $\times \frac{3}{5}$ 」と意味づけされる "操作の分数" とは異なるものと理解されているのである。遠山は《第二段階》ではさらに「 $\frac{3}{5} = 3 \div 5$ 」という "商分数" を第 2 の意味としていたが，《第三段階》では分割分数や商分数は表面には出てこない。

　遠山分数論の《第三段階》は遠山啓・長妻克亘『量の理論』（明治図書，昭和 37 年 10 月）によって締めくくられることになる。この書では「第 I 部 量とは何か」の「VII 分数と小数」において互除法に言及した後に，

　　「この互除法は古代ギリシャでは職人たちが使っていたものらしい。互除法によってでてくるのが分数である」（p.32）

と述べられていて，《第一段階》の前半の主張に戻ってしまっている。

　この『量の理論』は分数論の論述よりも，割合分数の批判とともに，算数教育における量の重要性の敷衍を主眼としているから，分数に関する記述は断片的である。しかし断片的であるがゆえに，遠山・長妻の分数についての認識が露わに出てくるのである。たとえば「第 II 部 算数教育における量」の「II 数え主義の欠陥と分数・小数」において，

　　「分数の概念を形成し，その大小関係や演算規則をきめ，それを数全体の中に体系づけるには，大きくいって 2 つの方法が考えられる。1 つは，実在の連続量の抽象として考える方法である。この方法によれば，

　　　分数はタイルを分割することによって構造化され，それをもとにして容
　　　易に数直線化されるから，大小関係の指導はきわめて容易である」

と述べられている（p.75，下線：筆者）。

　ここでの分数は"互除法"によってではなく"分割"によって意義づけられて
いる。しかし，同じ第II部の「IV 量の系統」の「§3 連続量から分数・小数
へ」では，連続量の測定に際して生じる端数の処理に関連して互除法が論述
されている。ただし，互除法は測定量と単位との公約量を見出す方法として
扱われていて，「互除法から分数が出てくる」という直裁的な記述は避けられ
ている。

　そして直後の「V 分数・小数とその計算」では，

　　　「小数・分数の導入にあたって具体的な連続量をタイルで表現し，その
　　　概念を明確化すればよい」（p.119）
　　　「タイルのすぐれている点は，連続量である正方形をまず分離化してと
　　　らえさせ，それを分割して発展させるところにある」（p.120，下線：筆者）

と述べて，分数を"タイルの分割"に関連させて扱っているのである。

遠山分数論における分数の導入 —— 互除法とのかかわり

《『みんなの算数』における分数の導入》

　遠山の手になる著作物に限定して分数論を辿ってきたが，ほとんどが総論
的であり，各論に相当する具体的な指導法を系統的に述べたものは見あたら
ない。そこで遠山を著作者代表とする検定教科書『みんなの算数』（日本文教
出版株式会社，昭和35年3月5日，「赤表紙」と略称される）を見てみよう。

　この教科書は遠山分数論の《第三段階》の初期の頃に発行されていて，分
数に関する内容は下記のように学年配当されている。

　　3年の下：分割分数（1より小さい），用語"分母""分子"
　　4年の下：分割分数，同分母分数の加減，用語"真分数""仮分数"
　　　　　　　"帯分数"
　　5年の上：商分数，分数と小数

　5 年の下：分数の約分・通分，異分母分数の加減，分数 × 整数，
　　　　　　分数 ÷ 整数
　6 年の上：分数 × 分数，分数 ÷ 分数，用語 "逆数"

　分数は 3 年生の下巻におい
て，右図のように分割分数とし
て導入されている。具体的には
「テープを 3 つにひとしく切り
なさい。3 つに切った 1 つは，
もとのテープの 3 分の 1 です」

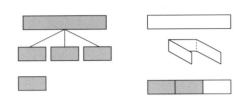

「3 つに分けた 2 つは，もとの 3 分の 2 です」（p.90）のように記述されている。

　また 4 年生の下巻でも，「1m のテー
プを，同じように 4 つに分けました。
分けたものを 3 つとると，$\frac{3}{4}$ m にな
ります」（p.88）として右図が示され
ている。
　このように実際の教科書では分数は
分割分数として導入されていて，互除

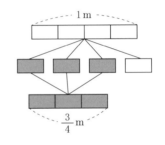

法は現れていない。しかし 3 年生下巻の教師用指導書では，「分数の誕生」と
いう項目の中で，互除法という言葉は用いられていないが，互除法の手続き
が紹介されている。また「分数の種類」という項目では，

　①　量としての分数
　②　数としての分数
　③　「の」つきの分数
　④　割合分数

が紹介されている（教師用指導書 p.91）。
　なお②では抽象数としての分数及び商分数が説明され，③では「数なら
ば大小が比較できるが，これは比べることのできない操作である。表記も数
とまぎらわしい「の $\frac{2}{3}$」とはせず「の 3 分の 2」というように本書では扱っ

ている」と説明されている。

　そして 4 年生の教師用指導書に分数の種類についての解説は見られないから，結局のところ "分割分数" という言葉は出てこないのである。これは不思議なことである。実際の教科書では分割分数によって分数を導入しているにもかかわらず，教師用指導書にその解説がないのである。

　上記において 3 年生と 4 年生における導入場面の図を示しておいたが，それらは明らかに分割分数である。4 年生の図では「1 m のテープ」が 4 等分されているから "量の分数" と言えなくもないが，3 年生の図では「ある長さのテープ」が 3 等分されているにすぎない。これも "量の分数" なのであろうか。もしそうだとすると，『みんなの算数』（略称：赤表紙）では明らかに分割によって量の分数を導入していることになる。

　ここで改めて考えなければならないことがある。それは『みんなの算数』が検定教科書であったということである。すなわち教科書検定という制約があったことに起因して，互除法を表面に出さなかったと考えられるのである。

　実際，検定を必要としなかった遠山啓・長妻克亘監修『みんなのすきな算数 4 年生』（さ・え・ら書房，昭和 37 年 5 月 25 日）では，電気屋で電気コードを買うあきら君を登場させ，互除法による分数の導入を行なっている。

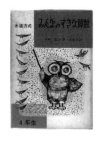
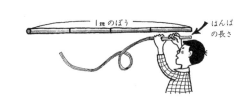

『みんなのすきな算数 4 年生』と互除法による分数の導入場面

　電気屋のおじさんは 1 m の棒で電気コードを測るのであるが，半端が出てくる。そこであきら君は「半端の長さ 4 つ分で 1 m になる」ことから，半端の長さが $\frac{1}{4}$ m であることを発見するのである。上図はあきら君が半端 4 つ分で 1 m になることを確かめている場面である（p.176）。

《互除法による分数と分割量分数とはメダルの裏表》

　前述した『みんなの算数』における「$\frac{1}{4}$ m」も『みんなのすきな算数』における「$\frac{1}{4}$ m」も共に"量の分数"である。その違いは，前者が"分割"によって得られるのに対して，後者は"互除法"によって得られるということである。

　別の観点から見れば，前者は「量を作る立場」であり，後者は「量を測る立場」という違いになる。さらに前者が「1 m を 4 つに分けた 1 つの量が $\frac{1}{4}$ m である」と捉えるのに対して，後者は「$\frac{1}{4}$ m は 4 つ合わせて 1 m になる量である」と捉えていることになる。

　したがって両者は 1 つのメダルの表と裏を見ているにすぎないのである。文部省公認の検定教科書『みんなの算数』を「表」，非検定の読み物『みんなのすきな算数』を「裏」とすれば，下記のように対照される。

　（A）　メダルの表

　　　　分割法による量分数 —— 量を作る立場 —— 1 m を 4 つに分けた 1 つ

　（B）　メダルの裏

　　　　互除法による量分数 —— 量を測る立場 —— 4 つ合わせて 1 m

　筆者はずっと以前に『乗除の計算を展望する』（京都市内算数サークル発行，昭和 62 年 1 月 24 日，p.50）という小冊子において"分割量分数"という言葉を用いたが，それは（A）の意味である。

　また分数の起源及び互除法の生い立ちなどについては，「分数の起源に関する史的考察」（『三重大学教育学部研究紀要』第 47 巻（自然科学），平成 8 年 3 月）に詳しく述べておいたので参照されたい。

　互除法も分割法も操作の一方法であるにもかかわらず，互除法による分数は量分数の側に位置づけられ，分割法による分数は操作分数あるいは割合分数の側に追いやられる傾向が生まれるようになった。

　つまり分割は操作であり，操作は割合につながるとして，分割による分数を忌避し，互除法による分数こそが量分数であるとする主張が数教協の中で広がっていったのである。たとえば，

昭和 37 年 7 月号	『数学教室』国土社，	No.98	藤原広子の実践
昭和 37 年 7 月号	『算数教育』明治図書，	No.42	多久竜太郎の実践
昭和 37 年 9 月号	『算数教育』明治図書，	No.44	堀部佑子の実践
昭和 39 年 11 月号	『数学教室』国土社，	No.130	原田治子の実践

のように互除法による分数の導入の実践が続いている。

　歴史的には互除法は“ユークリッドの方式”と呼ばれるように，紀元前 3 世紀頃のユークリッド『原論』第 7 巻命題 2 において「2 数の最大公約数を見出す方法」として用いられたものであり，分数の発生とは何の関係もない。

　さらに遡れば，互除法は紀元前 6 世紀頃，ピュタゴラスの音楽理論において「2 つの弦の長さの比を見出す方法」として使用されたものであり，当時は“交互差し引き法”と呼ばれていた。その方法が後のユークリッドによって2 数の最大公約数を見出す方法として『原論』に採り入れられたのである。

　遠山は「整数論の導入 I」（『数学教室』 No.137，昭和 40 年 5 月号）において，最大公約数を求める方法として互除法を紹介し，遠藤豊は「互除法の授業」（『数学教室』No.138，昭和 40 年 6 月号）を執筆して互除法によって最大公約数を求める授業を展開している。このように互除法は分数の発生とは何の関係もないが，互除法によって分数を導き出すことは可能である。

　したがって，堀部佑子「授業研究“分数の導入”」（『数学教室』No.176，昭和 43 年 6 月号）において，互除法による分数の導入が「特集」として大きく取り上げられたのである。これ以後，互除法による分数の導入は急速に広まっていった。この授業研究では互除法による分数の導入をめぐって座談会が行われているが，遠山は出席していないので，遠山がこの授業をどのように評価したのか明らかではない。

　いずれにしても遠山は互除法を「最大公約数を見出す方法」と同時に「分数を導き出す方法」として紹介したのであるが，その後の数教協においては後者が突出して広がっていったのである。しかし遠山分数論がそれを本当に望んだか否かは定かではない。

遠山の比例論

《問題の所在》

　本章の冒頭で述べたように，昭和 32 年 8 月の数教協第 5 回全国大会（於東京理科大学）において「小学校の比と比例，中学校の論証幾何，高校の微積分」が数学教育の当面する課題となったのであった。

　とくに比と比例についての討議は百家争鳴の状況であったから，何とかしなければならないと強く意識した遠山は，翌年の数教協第 6 回全国大会への問題提起として論文「量の問題について」（【S】No.44，昭和 33 年 8 月号）を発表したのであった。この論文では，

> 「比のもっとも初歩的な出発点は二つの同質の連続量（たとえば長さ）をくらべることである。その二つの連続量はもちろんまだ測られてはいない。
> 　（中略）したがって比や倍概念は，測ってない二つの連続量の比較から始まるべきである」（p.35）

と述べられ，この文脈で互除法が紹介されるのである。

　前述したように，互除法はピュタゴラスの音楽理論において「2 つの弦の長さの比を見出す方法」として使用されたことに起源を発しているのであるから，遠山の指摘は正しい。ただ「互除法から分数が出てくる」と述べたことだけは勇み足であったと思われる。

　また論文「量の問題について」では「比例は関数概念の入門であり，その立場から指導法が組立てられるべきである」（p.36）と述べられていて，遠山比例論の基本方針が姿を見せている。比例は “変量” を扱う関数領域に属する小学校での唯一の教材であると遠山は看破していたのである。そして比例問題の解法については帰一法が望ましいとしている。この帰一法は，藤沢によって「善い方法ではあるけれども，割り算と掛け算を組み合わせた平易な解法にすぎず，比例の観念は得られない」として退けられたものである。

　遠山が比例論を本格的に論じたのは「教師のための数学入門 XVII」（【S】No.64，昭和 35 年 2 月号）であるが，その内容は後に加筆されて『教師のた

めの数学入門 数量編』（国土社，昭和35年1月25日）として単行本化され
たので，この書の「第7章 比例」によって遠山の比例論を見てみよう。した
がって以下で引用する場合は，この『教師のための数学入門 数量編』による。

　すでに第3章の「黒表紙における比例」で見たように，黒表紙の第三期改
訂版において藤沢が主張する比例式解法が全面的に採り入れられ，正比例の
問題を解くにあたって比例式における「外項の積＝内項の積」という性質が
用いられていたのであった。

　藤沢はこの性質を比の値を用いて示していたが，中世の商人たちはこの性
質の理由を理解することなしに同じ方法で解いていたのである。これは"三数
法"と呼ばれている。第一数，第二数，第三数という3つの数が与えられ，第三
数に対する関係が第二数の第一数に対する関係に等しいような第四数を求め
る場合，中世の商人たちは第二数に第三数を乗じ，次にその積を第一数で除す
るのである。その意味から"三数法"と呼ばれる。今日的には「$2 : 4 = 3 : x$」
における第四数（x）を求めていることになる。

　遠山は中世の商人たちが常用した三数法をスピノザ（1632–1677）の『知性
改善論』（岩波文庫）から引用した後，

　　　「……商人たちはその計算の理由を理解することなしに，ただ機械的に
　　法則を適用して，答を出していたのである。このような習慣は長いあい
　　だ続いたようである。
　　　しかしこの習慣は数学教育に一つの禍根を残したといえる。それは比
　　例という領域を数学教育の一般的な体系から切り離し，比例だけをある
　　特殊部落とみなす習慣をつくってしまったのである」（p.170）

と述べているが，日本の算数教育に関しては藤沢こそがその習慣化に大きく
関与したのである。

　なお，ここで使用されている「特殊部落」という言葉は文脈から考えて「特
殊な領域」という意味であるが，用語自体としては差別的用語であり死語と
すべきものである。しかし歴史文献からの引用であることから残した。

《帰一法の推奨》
　遠山は第三期改訂版黒表紙の第6学年教師用書での比例式解法（第3章の

「黒表紙における比例」を参照）を示して下記のように論じている。

　　　「このように，きわめて簡単であって，これではとても理由がわかると
　　ころまで行かず，結局は詰めこみになるほかはなかっただろう。つまり
　　スピノザのいうように，計算の理由を知らずにただ機械的に計算して答
　　を出すほかはなかったのである」（p.170）

　第三期改訂版黒表紙では「比例する 2 量においては一方の任意の 2 数の比
は対応する他方の 2 数の比に等しいから比例式を作って計算すればよい」と
説明されていて，比例はいわば比の領域に埋没していて変量を扱う関数の領
域における最初の教材という位置づけはなされていないのである。

　このような比例の扱いでは数学の系統性が断ち切られ，比例を数学の体系
の中に正しく組み入れることにならないと遠山は批判し，比例問題の解法に
帰一法を採用すべきであると主張するのである。

　帰一法は内包量（度，率）の第一用法と第二用法を連結した解法であるこ
とから，比例を量の理論の中に正当に位置づけることができるのである。遠
山は「3 m で 70 g の針金は，8 m ではいくらか」という問題を例にして，まず
1 m の重さを求めておいて，それから 8 m の重さを求めると述べて，

$$3\,\text{m} \relbar\joinrel\relbar 1\,\text{m} \relbar\joinrel\relbar 8\,\text{m}$$

と図式化し，第 1 段階は線密度を出すことで，

　　　「度の第一用法」（重さ ÷ 長さ ＝ 線密度）

であり，一般化すると，

　　　「外延量 ÷ 外延量 ＝ 内包量」

となる。

　第 2 段階は，

　　　「度の第二用法」（線密度 × 長さ ＝ 重さ）

であって，一般化すると，

　　　「内包量 × 外延量 ＝ 外延量」

となる。

このように帰一法によると比例の計算は,

$$多 \longrightarrow 1 \longrightarrow 多$$

（第一用法）　（第二用法）

となり，比例は連続量の乗除の自然な発展と考えられ，数学教育の一本の体系の中に吸収されることになると遠山は主張するのである。

《教具としての比例水槽》

　上記の問題は，比例式解法によれば「$3:8=70:x$」から「$x=\dfrac{8\times 70}{3}$」とするのであるが，ここでの「8×70」は「長さ×重さ」であって量的な意味づけは困難になる。藤沢は"量の放逐"の立場であるから何ともないが，"量の定礎"の立場に立つ遠山にとっては容認しがたいものである。

　このように遠山は比例問題の解法に帰一法を位置づけるのであるが，それでもなお問題は残ることに遠山は気づいていて,

　　「しかしそれだけでは十分ではない。なぜなら比例が問題になるとき，そこには二つの変量が姿を現わしてくるからである。度率の三用法では二つの量の対比が要求されてくるが，その対比はどちらかというとまだ静的である。

　　しかし比例となると，その対比は動的となってくる。つまり関数なのである。これまでとは質的に異なった新教材なのである」（pp.180–181）

と述べている。

　そして「全く新しい教材には全く新しい手がかりが必要である」（p.181）と考えて考案したのが右図のような「比例水槽」なのであった。

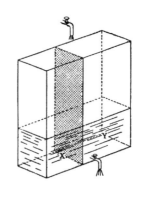

　この水槽を縦・垂直方向に見れば X と Y の動的な倍々関係を考えることになり，横・水平方向に見ればその断面に静的な 2 量の比 X：Y が現れてくるのである。遠山は,

　　「比例は度や率の三用法を連結した二段階の計算であると見なせば，そ

こから自然と正比例の系統化が可能となってくる」（p.184）

との確信を抱くと同時に,

　　「比例は小学校算数の最高峰であり，双六の「あがり」のようなもので
　　ある。そして中学校数学の基礎でもある。それだけに今後ますます研究
　　が集中されることが望ましい」（p.184）

と述べて，今後の研究に期待を寄せている。これが昭和 34 年の終わりから昭
和 35 年の初めにかけての状況であった。

《量的比例と関数的比例》

　次に遠山の比例論が新たな段階に入るのは，昭和 38 年 8 月に開催された数
教協第 11 回全国大会終了後の大会総括委員会においてである。ここで遠山は
下記のように「量的比例」と「関数的比例」という概念規定を提起している。

　　「①　　正比例には次のような 2 種が考えられる。
　　　（イ）　量的比例……体積と重さの関係のように，内包量 a（この
　　　　　場合密度）が表面に強く表われているもの → 倍，比，比例配
　　　　　分に発展する。
　　　（ロ）　関数的比例……面積と収穫量の関係のように，内包量 a（こ
　　　　　の場合収穫度）が表面からかくれているもの。
　　　②　　関数的比例は次の 2 通りがあり，次のような発展が考えられる。
　　　（イ）　乗法的比例　関数式は　$f(nx) = nf(x)$
　　　（ロ）　加法的比例　関数式は　$f(A + B) = f(A) + f(B)$

　よって，次のような系統図が考えられる。これの教育的 1 次元配列が
今後の研究課題である。

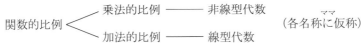

　　量的比例

　　関数的比例 ＜ 　　乗法的比例 ―――― 非線型代数
　　　　　　　　　　　　　　　　　　　　　　　　　ママ
　　　　　　　　　　加法的比例 ―――― 線型代数　（各名称に仮称）

　　　　　　　　　　　　　　　　　　　　　　　　　　　　　　　」

　　（【S】No.116，昭和 38 年 10 月増刊号，pp.85–86，下線：筆者）

　ここに初めて比例を"量的比例"の段階と"関数的比例"の段階に区別して考えるという方向が遠山によって提起されたのである。

　遠山の中にはこのような区別はすでに「教師のための数学入門ⅩⅦ」(【S】No.64) を執筆する頃には無意識的にあったが，それが顕在化したのが第11回大会終了後の総括委員会においてだったのである。

　実際，遠山は後に「私の雑記帳 (3) 比例について」(【S】No.164，昭和42年6月号) において，明治以来の比例問題の解法を詳述しながら，従来の「比から比例へ」という道筋は誤っており「比例から比へ」という系統であるべきだと主張し，比例を静的な段階の"量的比例"と動的な段階の"関数的比例"とに分ける必要性を認識するに至ったこと，そのための新教材として「比例水槽」を考案したことに関連して，

　　「水槽はやはり苦しまぎれに考えたのです。1959年の春のころだったと思います。連続変化をとらえさせるにもっともよいものは何か，というと，それは水でした。これは子どもにとって親しみ深いものです。

　　　そして，正比例の表をタテにすると，水槽に行きつくのです」

と述べていて (p.43)，昭和34年春の頃に「比例水槽」を着想したことを回顧している。

　こうして昭和32年の第5回大会において課題となった「比と比例の問題」は，昭和38年の第11回大会における量的比例・関数的比例が発案されることによって，量の理論の中に体系的に組み込まれることになったのである。

第5章 藤沢と遠山の比較人物論

藤沢と遠山の比較対照表

　藤沢が数学教育に関わるようになったのは英独から帰朝した翌年の 27 歳頃であり，遠山が生活単元学習に疑問を抱いて数学教育に関心を持つようになったのが 40 歳頃であるから，ほぼ 10 年の差がある。また学位取得をみると藤沢が 30 歳，遠山が 40 歳のときであるから，10 年の開きがある。

　そこで藤沢の年齢に 10（あるいは，およそ 10）を加えたときの遠山の年齢を対応させて，両人の比較対照表を作成すると下記のようになる。

	藤沢利喜太郎		遠山啓
30 歳	理学博士の学位を得る	40 歳	理学博士の学位を得る
34 歳	『算術条目及教授法』初版	44 歳	数教協創立大会
			『新しい数学教室』
35 歳	『算術教科書』	45 歳	『算数の指導計画』
36 歳	尋常中学校教科細目調査委員	46 歳	『数学教室』創刊
37 歳	『初等代数学教科書』	47 歳	『数学 I のカギ 幾何編』
	『算術小教科書』		
39 歳	『数学教授法講義筆記』	49 歳	「量の問題について」
	『続初等代数学教科書』		水道方式の発見
		50 歳	講演「現代数学と数学教育」
41 歳	『算術条目及教授法』再版	51 歳	『水道方式による計算体系』
			検定教科書『みんなの算数』

148

45 歳	帝国学士院会員	53 歳	『量の理論』
49 歳	数学教科調査委員会会長	58 歳	東京工業大学理学部長
51 歳	『数学教科調査報告』	61 歳	定年退官
			最終講義「数学の未来像」
		67 歳	『競争原理を超えて』
58 歳	東京帝国大学理学部長事務取扱	68 歳	『水源をめざして』
60 歳	依願免官	70 歳	死去
62 歳	文政審議会委員		
63 歳	貴族院議員		
72 歳	死去		

　遠山の死去は 70 歳，藤沢の死去は 72 歳であるからほぼ同じであるが，遠山の数学教育活動が 40 歳から 70 歳までの 30 年間であったのに対して，藤沢の場合は 30 歳から 50 歳ぐらいまでの 20 年間とみることができる。というのは，藤沢が明治 45 年の第 5 回万国数学者大会に提出する報告書『数学教科調査報告』をまとめたのが 51 歳のときであり，それ以後数学教育に直接的に関わる活動はほとんど見られないからである。もっとも藤沢の場合には，帰朝の翌年（27 歳）から数えると数学教育活動の期間は約 25 年間ということになる。

　藤沢及び遠山が理学博士の学位を取得してから 4 年後，藤沢は『算術条目及教授法』を，遠山は『新しい数学教室』を刊行している。これら両著書は両人が数学教育改革の狼煙をあげた書であり，それが並行していることは興味深いことである。この "新しい狼煙" は藤沢が "数学教育の開拓者" として，遠山が "数学教育の改革者" として出発したことを意味しているといえよう。

　さらに藤沢 39 歳のときの『数学教授法講義筆記』の刊行と遠山 49 歳のときの水道方式誕生が並行していることも注目されてよい。しかし藤沢においては『数学教授法講義筆記』が数学教育活動のほぼ終わり頃にあたるのに対して，遠山の水道方式誕生は数学教育活動の出発点ともいえる点に大きな差異がある。

　両人の 60 歳頃からの足跡も対照的である。藤沢は 58 歳で東京帝国大学理学部長事務取扱の職につき 60 歳で退職しているのに対して，遠山も同様に

58 歳で東京工業大学理学部長の職につき 61 歳で退職している。

　しかしその後の履歴を見ると，藤沢が文政審議会委員，貴族院議員など社会的・政治的な世界へと転身したのに対して，遠山は障害児教育を通して教育の原点を探る道へと進み，競争原理・序列主義による教育への批判的活動へと身を投じたのである。このように，両人の晩年はきわめて対照的であるといわねばならない。

藤沢による寺尾評と遠山による藤沢評

　寺尾に対する藤沢の関係は，藤沢に対する遠山の関係と "理論的敵対者" という意味において同じであった。したがって「藤沢：寺尾＝遠山：藤沢」という比例式を立てることができる。しかし数学教育理論上の敵対者であるからこそ相手をよく知悉していたともいえる。藤沢は一面では寺尾を評価していたし，遠山もまた藤沢を評価している。

　第 3 章で見たように，藤沢は寺尾の理論流儀算術を「救世主的の容貌を以て四方を睥睨し」「二十余年の過去を有する本邦算術を蹂躙して殆ど転覆せしめんとし」「既に確定せる本邦に於ける算術と代数との区別を紊乱し，本邦算術の本領を攪乱し，算術を学ばんとする幾多青年子弟をして混沌たる雲霧の中に彷徨せしめたるもの」と激しい筆鋒で論断し，その絶滅のために『算術条目及教授法』を執筆したのであった。

　しかし藤沢は，寺尾が理論流儀算術を敷衍した『中等教育算術教科書』を『数学教授法講義筆記』の第十六回講義において，

　　　「けだし日本の初等数学書では菊池さんの幾何学，寺尾さんの算術書より外に善い本はありますまい」（p.371）

と称賛しているのである。この「菊池さんの幾何学」とは菊池大麓の『初等幾何学教科書』であり，寺尾の算術教科書と共に欧化主義を算術と幾何の分野において推進しようとする意図によって著された教科書である。

　つまり藤沢が寺尾の算術教科書に賛辞を送った 1 つの理由としては「数学教育における欧化主義思想」を体現した数学教科書であったからであろうが，

もう１つの理由があったと思われる。その理由の根拠は藤沢が『算術条目及教授法』において，

> 「数学教員を養成するを目的とする学校に於て，一通り数学全体を学びたる者に，所謂理論流儀の算術を教ゆる，或は，可ならん乎」

と述べていることにある（『条目』p.10）。東京物理学校で算術の授業を担当した寺尾は『中等教育算術教科書』の緒言において，

> 「当時世に行われたる算術教科用書は一つも余の意に適するものあらず。……授業の傍ら講義録様のものを書きて，之を生徒に授け，之を「カンテン版摺」にすることを許したり。是即ち本書の原稿なり」

と述べているように，『中等教育算術教科書』はもともと東京物理学校の教科書として執筆されたものなのである。そして『東京物理学校五十年小史』（昭和５年10月17日発行）には明治18年９月制定の規則第一条として，

> 「東京物理学校は理学の普及を助けんが為め高等中学科及高等師範科の程度に準じて数学，重学，測量学，天文学，物理学，及化学を教うる所とす」（pp.21–22）

と記されているから，当時の物理学校生徒は藤沢のいう "一通り数学全体を学びたる者" と考えられる。

　したがって藤沢は東京物理学校での算術教科書としてみれば優れていると称賛したのであろう。このように理論流儀算術の根絶を主張した藤沢も，別の面すなわち将来数学教員になる者にとっては理論流儀算術を知っておいたほうがよいという意味で，寺尾の算術教科書をポジティブに評価していたのである。

　次に遠山による藤沢評を見てみよう。数教協会員誌『研究と実践』第42号（昭和50年６月20日）には遠山の講演記録として「水道方式の歴史」が掲載されていて，

> 「藤沢という人は私は<u>過去の日本では最も熱心に算数教育を研究した人</u>だと思う。おそらく研究授業なども何回も見て，現場に行ってそういうことまでやっている人だ。つまり非常に算数教育に熱を入れて，非常に大事なこ

とだと考えてやった人だ。そういう点で私は<u>小倉さんはあまり熱心にやらなかったと思います。研究授業さえ見たことがないんじゃないか</u>。そういう点では藤沢利喜太郎はたいへん熱心にやっている。彼はいま読んでもなかなかいいことを書いています」（p.45，下線：筆者）

と藤沢を肯定的に評価し，同時にそれとの比較で小倉金之助に対して辛辣な批評をしている。

確かに小倉は教育現場との直接的な関わりを持たなかったようである。小倉は自分自身について，数学教育の評論家であり教科書を書かなかったと述べている。教科書の編集，執筆は理想と現実の狭間を歩まなければならない厳しい作業であるが，藤沢と遠山はその重圧に抗して教科書作成に関わった。小倉はその点において安易な道を選んだのである。

藤沢は量の追放という方針にも数え主義にも忠実ではなかったと遠山は述べ，その根拠として『数学教授法講義筆記』に量を追放しろということを一つも書いていないことをあげている（p.46）。

しかし，藤沢の『数学教授法講義筆記』が刊行される頃にはすでに理論流儀算術は影を潜めていて，"量の追放" という藤沢の主張は達成されていたのである。したがって藤沢の『数学教授法講義筆記』はむしろ数え主義の敷衍に重点を置いたものとみなければならない。遠山はその数え主義について，

「ところが私は<u>藤沢という人はたいへんある意味ではずるい人であった</u>と思う。（中略）<u>彼は数え主義を人をやっつけるために主張したのではないか。当時のいろいろな理論をなぎ倒すために，こういう主張をしたのではないか</u>と私は疑っているわけです。確かに数え主義というのはある意味で理論がきわめて簡単です。つまりものごとを簡単にしようというのが一つの目的であった。つまり自然数に全部を還元してしまう。簡単な主張というのは論争するときにたいへん強いわけです。ほかのものはみんなこれでなぎ倒されてしまうわけです」（p.46，下線：筆者）

と述べているが，確かに数え主義にはそのような一面があった。藤沢は数え主義によって明治10～20年代の算術教育思潮をことごとく論破して日本算術を制覇したのであり，それによって算術教育の開拓者となったのである。

　藤沢の数え主義を人間の顔にたとえれば，その前面は"数えること"であり，背面は"群化主義"であるから，遠山の藤沢評の半分はあたっているといえよう。遠山はそのような藤沢を「ある意味ではずるい人であった」（p.46）と批評しているが，それは「かしこい人」といいかえることもできる。

　遠山が藤沢に強い関心を抱いていたことは日記からも窺われる。遠山日記の昭和53年6月7日の欄には，

　　「晴。「数学教育の二つの柱」をかく（25枚）。これはかなり重要な意義
　　をもつ論文であると思う。つぎは，「数学教育史からみた藤沢利喜太郎」
　　を書く予定である」

と記されている。しかし，遠山による藤沢論は結局書かれることはなかった。誠に残念なことである。

藤沢・遠山の追想録と回顧録

　藤沢及び遠山の人間像を論述するにあたっては，その死去の後に生前交流をもった人々による追想を収録した書が参考になる。藤沢については藤沢博士記念会が刊行した『藤沢博士追想録』（昭和13年9月28日）があるし，遠山については太郎次郎社から刊行された『遠山啓追悼特集 その人と仕事』（昭和55年2月25日）がある。

　また晩年の回顧録的な著述なども人間像を垣間見る上で貴重な資料であり，藤沢のそのような資料としては『文藝春秋』に連載された「想い出るがまま」（「其の一」～「其の二十四」）がある。「其の一」は第六年第五号（昭和3年5月）に，最後の「其の二十四」は第十一年第十二号（昭和8年12月）に掲載された。この「想い出るがまま」は藤沢博士記念会発行の『藤沢博士遺文集 中巻』（昭和10年12月23日，pp.367–564）に収録されている。

　一方，遠山に関する資料としては太郎次郎社から刊行された随筆集『水源をめざして』（昭和52年1月25日）がある。この書は「はしがき」に，

　　「校正をしながら，むかし書いたものを読んでいくと，子どものころか
　　らの思い出話が多くなっている。そういう話がつい多くなるのも年のせ

　いだろうか」

と書かれているから，遠山の回顧録的な資料といえ，その人間像の一端を窺
い知ることのできるエッセイが多く収録されている。

　両人の人間像を論述するにあたってはこれらの著書等から引用することがあ
るので，引用にあたっては下記の記号を用いることとする。藤沢については，

　　　【F1】『藤沢博士追想録』
　　　【F2】「想い出るがまま」

であり，遠山については，

　　　【T1】『遠山啓追悼特集　その人と仕事』
　　　【T2】『水源をめざして』

である。

祖父の影響 ── 正反対の国家観

　藤沢も遠山も祖父から大きな影響を受けている。遠山は幼い頃に父を亡く
したため祖父母に育てられ，とくに祖父の影響を強く受けて育った。

　遠山は「しろうと教育談（四）」（『教育』No.171，昭和 39 年 6 月号）にお
いて「生身の人間でもっとも深い影響を与えてくれたのは，私のばあいは祖
父だったように思う」（p.122）と述べて，"教師ではない教育者" としての祖
父のことをさまざまな角度から語っている。たとえば遠山は，

　　　「…… 私の幼年時代には，いくら笑われてもチョンマゲを切ろうとしな
　　い頑固な老人がまだ生きていたものである。私の祖父はチョンマゲこそ
　　のせてはいなかったが，気質はサムライの生き残りといってもいいくら
　　いだった。
　　　（中略）…… いちどだけ恐ろしい目にあった。何でも私がよほどあくど
　　い悪戯をしたらしく，日本刀を抜いて追っかけられたことがある。単な
　　るおどかしとは思えない怒った顔であった」（pp.122–123）

と回顧している。

　祖父は「教育的な配慮」など少しもせず，子どもだからといって手加減するような言動とはほど遠い，率直な人物だったようである。遠山は，

　　　「寝物語によく聞かせてくれたのは，西南戦争の話だった。祖父は二十
　　　才ぐらいのとき薩軍に投じ，猛将といわれた逸見十郎太の部隊にいて戦っ
　　　たそうである。……西郷隆盛を二度ばかり見たという」（pp.123–124）

と述懐している。

　祖父が戦争にでて留守の間に役人たちが土地財産の名義を書きかえて，昔は「タコの糸が切れても，他人の土地には落ちない」といわれたほどの広大な土地も，あらかた彼らに横領されてしまったらしい。西南戦争に負けて祖父が家に帰ってみると，伝来の宝物など跡かたもなくなっていたという（p.125）。祖父は役人と明治政府を憎んだとのことである。

　遠山は「祖父のそういう感情は，私の幼い心に感染して，ものの考え方の土台をかたちづくった」（【T2】p.241）と回顧している。遠山は数学教育を通して，競争原理の根底にある序列主義とそれを支える国家主義を徹底的に批判し，それを国民的運動として展開したのであったが，その反国家主義・反権力主義の思想は祖父から受け継いだものなのであろう。

　一方，藤沢も祖父について下記のように回顧している。

　　　「自分は幼少の頃は祖父母の許に育てられたのである。祖父は旧幕時代
　　　の行政官吏であったが，嗜みに俳句をよくし，無量庵是水という俳名は
　　　当時その道の人の間には可なり知られていたのである」

　　　「今日なれば読本で学ぶようなことは，大抵は祖父の御伽噺や寝物語で
　　　学んだのである」（【F2】pp.404–405）

つまり藤沢の祖父は新潟藩に行政官として仕えていた官吏だったのである。そして藤沢の父もまた旧幕臣であり，後に明治政府に内務省社寺局長として仕えたのである。

　掛谷宗一は「藤沢先生の追憶」（【F1】p.284）の中で，

　　　「武門の名流から出られた先生に，何となく古武士的な御風格を拝する
　　　ことは勿論当然でもあったでしょう。大震災前の小石川のお宅では，応

接間の床の上に刀縣けが置かれて，大小二振りの日本刀が飾られてあり
ました……」

と回想している。

　藤沢が国家のために数学をやったのは，祖父や父の国家への忠誠心を受け
継いだことに由来しているのであろう。実際に藤沢の長男（親雄）は，

　　「私は曾て父に何故数学を専門にしたのかと聞いたときに，即座に日本
　　人にとって数学と物理学とは非常にむずかしい上に，之が分らなければ
　　日本は世界的に発展出来ないから，御国の為にやったのだと答えてくれ
　　た」（【F1】p.5，下線：筆者）

と述懐している。

　藤沢の国家観は祖父以来の藤沢家の伝統であり，大正 9 年の東京物理学校
卒業式において藤沢は，

　　「学者の天職と云うものは，殊に国家の安危を双肩に担い，国家と云う
　　ものは学者に依って維持されて居るものである。彼の政治家の如きは単
　　に一時的のものであって，国家を維持するものは学者である」

と演説している（『遺文集 中巻』p.79，下線：筆者）。

　このように数学教育に多大な貢献をなした両人であったが，それは真っ向
から対立する国家観から湧き出た産物なのであった。一見して政治とは無縁
に思われがちな“数学の教育”ではあるが，深いところでは国家観につながっ
ているのである。

比喩の名手

　藤沢と遠山の共通点の 1 つは「巧みに比喩を駆使する論法」を用いたこと
である。たとえば藤沢は『算術条目及教授法』において，

　　「算術と幾何学とは全く其の性質を異にす。徹頭徹尾厳密なる論理法に準
　　拠するは幾何学の特色にして，簡易実用的なるを専一とし，強いて厳密なる
　　論理法に拘泥せざるは算術の本領なり。例えば，法廷において論弁すると，

　　　一家団欒の中に於て談話するとの間に区別あるが如し。今設し幾何学を
　　　法廷に比せば，算術は一家団欒の席に譬うべきなり。勿論粗忽なる言葉
　　　を用うべからず，誤謬を伝うべからずと云う様なる点に就きては，法廷
　　　と一家内との区別あることなし。さればとて，一家団欒の席に於て法廷
　　　に於けるが如き角張りたる言葉を用うるは無用の沙汰なり」

と述べて（p.79，下線：筆者），幾何学を"法廷論弁"に，算術を"一家団欒"に
たとえている。この藤沢の比喩を比例式にすれば，

　　　　　　（幾何学）：（算術）＝（法廷弁論）：（一家団欒）

となるだろう。

　また藤沢は，今まで整数のみを考えていたところへ負数を導入する場合の
数の拡張について，次のように述べている（『講義』pp.313–314）。

　日本という国があって，その法律が日本人を支配している。そこへ外国人
が入ってくるとしよう。入ってくる以上は日本の法律を守らなければならな
い。外国人も法律を固く守ると約束して入ってくるのである。それと同じよ
うに，整数を支配する規則があって，その規則に従って計算などが行われて
いるところへ新しい数が入ってくるとすれば，治外法権を認めるわけには行
かない。新しい数も従来の規則に従わなければならないというのである。

　藤沢は理論流儀算術を激しい論調で排撃したが，

　　　「余輩は一二の譬喩を設けて以て所謂理論流儀の算術の徹頭徹尾本邦に
　　　不適当なるを説明せん」（『条目』p.58，ルビ：筆者）

と述べて，理論流儀算術が代数に属すべき内容を算術によって解説すること
に対して，

　　　「是れは宛も架橋の便ある対岸に達せんとするに，物好きにも，水中を
　　　徒歩して溺死の危険を冒すが如し」（『条目』p.60）

と批判している。これも比例式では，

　　　　　　（代数）：（理論流儀算術）＝（架橋を渡る）：（水中を歩く）

とでも表現できる。

　さらに，藤沢の比例論でも見たように，藤沢は比例式を立てた後に続く計算への移行を「馬に乗って飛び越える」という比喩を用いていた。藤沢はそれが比例の特色，甘味であり，簡便法の本色であると主張していたのであった。

　一方，遠山は数教協第 14 回全国大会（昭和 41 年 8 月）の記念講演「数学教育の今後の課題」において，教育の内容つまり「何を教えるか」は政府が決定し現場の教師はそれを「いかに教えるか」を工夫すれば事足りるという文教政策が長い間教育界を支配してきたことを取り上げ，そのような政策は戦後になって建前としては一応ご破産になり，教師が「何を教えるか」を決定する自由を得たことについて，

> 「他人の命令で絵をかくペンキ屋ではなく自分の内的要求によって絵をかく本当の絵かきになったといえる。しかし，いちど絵かきになったものをもういちどペンキ屋に引きもどそうとする動きが最近とくに強くなってきた」（【S】No.156，p.4）

と述べている。

　遠山は国家権力に従順な教師すなわち"ペンキ屋"ではなく，賢く逞しい未来の日本人をつくりたいという内面的要求によって教育に携わる教師，すなわち"絵かき"であってほしいと聴衆（その多くは教員）に訴えたのであった。これを比例式に立てれば，

　（国家の僕（しもべ）としての教師）：（自主独立の教師）＝（ペンキ屋）：（絵かき）

と表すことができよう。

　また第 2 章でも言及した「脚本と演技」（【S】No.133，昭和 40 年 1 月号）は，「何を教えるか」（what）と「いかに教えるか」（how）という問題に関わって執筆されたのであった。

　昭和 40 年頃の遠山は，それまでに積み上げてきた研究成果を土台とした"数学教育一貫カリキュラム"の構築から，"授業の研究"へ向かわなければならないと強く意識していた。遠山は，

> 「これを演劇にたとえると，「何を」は脚本に当たり，「いかに」は俳優の演技に当たる。このたとえによるとわれわれの一貫カリキュラムは好

い脚本をつくることであり，これからやろうとすることは，演技の練習に相当する」（【S】No.133, p.2）

と問題提起をしたのである。

同じ趣旨のことは，「新しい授業研究」（【S】No.152, 昭和41年7月号）でも，

「授業と芝居とのあいだには共通点があることは否定できない。大まかにいうと授業は芝居の脚本のようなものであるし，教師の教え方は俳優の演技に似ている。「何を教えるか」を定めるのは脚本であり，「いかに教えるか」は演技に当る」（p.22）

と述べられている。これを比例式で書けば，

（授業の内容）：（教師の教え方）＝（演劇の脚本）：（俳優の演技）

となるだろう。

このような“巧みな比喩”は，その一面において，藤沢は「祖父の頓知（機智）」（【F2】p.405）から，遠山は「祖父の巧みな話術」（『教育』No.171, p.126）から学びとったものであったが，他面では両人の多方面にわたる旺盛な読書歴のなせる技であったと思われる。

藤沢については，「専門の数学の書物や統計経済の参考書の外に広く政治教育文芸哲学の各方面に亘って読んでいた。殊に英語の小説類が好きでデイッケンズやスチーブンソン等に傾倒していた」（【F1】p.3），「先生の御書斎には数学の書籍よりも政治に関する書籍が沢山あり，政治，軍事，外交，思想，産業，経済等各部門に整然と並べられ……」（【F1】p.58），「哲学に科学に，政治に文学に深き造詣を有せられた」（【F1】p.76）など，多くの回想がある。

遠山については，長年にわたる友人の早川康弌（数学者）は「遠山君はたいへんな読書家だった」と述べ，トルストイ，ゲーテなどをすすめられて読んだと述懐している（【T1】p.107）し，井上正蔵（ドイツ文学者）は，

「遠山さんが愛好されていたのは，外国文学であり，主に小説であった。よく話題になったのは，バルザックである」

「遠山さんがトルストイやドストエフスキーやイプセンなどの濫読時代を経てバルザックを読んだのは，30歳を過ぎてからだった」

と述べている（【T1】p.93）。

　また英文学者の寿岳文章は，遠山の「ブレークの詩に酔う」（『毎日新聞』1971年12月1日に掲載）に接して「英文学徒の私が半生をかけて傾倒した同じ詩人を，数学者遠山がそれほどまでも愛好していたとは，全くの初耳だった」（【T1】p.95）と述べている。そして，

> 「ブレイクも言っているように，文学，ひいては芸術一般の創造と理解に最も必要なものはゆたかな想像力（imagination）である。遠山はその想像力にめぐまれていた。たまたま私とのかかわりの深いブレイクをとりあげて，遠山の文学理解がいかにすぐれていたかの証しの一端としたい」（【T1】p.97）

との回顧録を綴っている。

　さらに波多野完治（心理学者）も「遠山さんは，このように，自然科学と芸術との双方について深い理解をもった人だった」（【T1】p.103）と述べている。このように遠山が哲学，文学，科学，経済，音楽，美術，思想など多方面にわたる読書遍歴を重ねたことは多くの人によって語られている。

負けず嫌いな人間

　藤沢も遠山も負けず嫌いな人間であり，主義を曲げることなく人生を歩み続けたという点においても共通している。負けず嫌いについては，藤沢は囲碁において，遠山は将棋においてよく発揮されている。

　藤沢の囲碁の腕前は「素人の域を脱せんとしていた」（【F1】p.94）そうであり，藤沢自身も「……よく青山君と碁を打ち，屢々その為めに夜を徹したことなどもあった」（【F2】p.393，ルビ：筆者）と述懐している。

　この"青山君"というのは，第1章で言及したように藤沢と共に英独に留学した医学部の青山胤通である。そして藤沢，青山の碁打ちの親友である真野文二は，3人で夜中の一時二時まで碁をやっていたことも屢々であったこと，藤沢の負けじ魂がよく発揮されたことを回顧している（【F1】pp.153–155）。

　一方の遠山は将棋を好んだ。遠山は「わが将棋歴」において，碁と将棋を比

較して「私は碁もやったことはあるが，どうも将棋ほど好きになれなかった。碁は将棋より悠長なところがあるが，そこが私の性にあわないのである。将棋は一手ごとに逆転の可能性があり，それだけにスリルがある」（【T2】p.170）と語っていて，遠山の性格がよく現れている。

　遠山は小学校にあがる前（5歳ぐらい）に叔父から将棋を教わり，それが遠山の将棋歴の始まりとなった。小学生の頃はもっぱら叔父を相手に将棋をさしたが，熱中したのは東北帝国大学に入学してからである。江戸時代の名棋士・天野宗歩の棋譜を勉強したのもその頃であり，徹夜でさしたこともしばしばあったと述懐している（【T2】p.167）。

　銀林浩は「人生の師であった遠山さん」の中で，遠山と将棋について回想していて，「「負けずぎらいな人だなあ」とつくづく思った」（【T1】p.146）と語っている。そして，《点数のない学校》という深遠な教義ではなく，誰にでもわかる標語，発想は"将棋的な遠山"から生まれてきたものだと思うと述べた後，碁と将棋を比較して，

　　「遠山さんは碁は苦手だった。碁というのは，どんな手も絶対的によいとか悪いとかはいえない。いくつかある可能な手のうち，それが比較的よいというだけである。その選択はつねに全体の局面を考慮しての価値判断にまかされる。一つの手を選ぶことは，他の手を断念することであるから，どぎついいい方をすれば，碁の一手一手は，細かい利害打算にもとづく一種の《取り引き》である。将棋は局所が全体を決定するが，碁は全体が部分を制御するともいえる」（【T1】p.147）

と述べている。

　この銀林による分析は"碁の藤沢"と"将棋の遠山"を見事に言い当てているように思われる。上記において銀林も述べていたように，遠山は標語，発想が豊かであった。いわば"造語の達人"と言ってもよい。

　昭和54年9月13日付『朝日新聞』の「天声人語」欄は遠山の死去を報じていて，遠山を「ものごとの本質を短い言葉で表現する造語の名人だった。晩年の傑作は「点眼鏡」である」と評している。

　そういえば，筆者が東京学芸大学大学院を修了して近畿に帰ることになっ

たとき送別会を開いていただいたことがあり，遠山が挨拶の中で「上垣君は両生類だからね……」と話されたことがあった。

　後で考えてみると，当時の筆者は，日本数学教育学会第 11 代会長川口 廷研究室のお世話になり，同時に数教協の活動にも参加していたから，遠山はそのことをさして“両生類”という言葉を用いたのだと理解できた。ちなみにその送別会で筆者はペリカンの万年筆を記念品としていただいた。

“主義の人”としての藤沢と遠山

　前節において，藤沢，遠山の両人は主義を曲げることなく人生を歩み続けた点で共通していると述べた。両人がそれぞれもっていた国家観（それは正反対であったが）にもとづく主義を曲げなかったことは当然のことであり，数学教育理論の根幹に関わる思想においても同様であった。そして，それ以外の局面においても主義，主張を曲げることはなかった。

　たとえば藤沢についていえば，第 1 章でも紹介したように，第一種・第二種課程設置の問題に関わって中学校数学科の授業時数の確保を嘆願するために藤沢宅を訪問した国枝元治に対して，

　　　「余の意見たるや自分のくせとして誰人が何と言おうと少しも之を変更などはしないのである。……自分の信ずる処に向って進み，決して他人の言によって行動する様なことは致さない」

と述べていたし，写真嫌いの藤沢に関して真野文二は，

　　　「こんな僅かなことでも，博士は一度きめると決してそれを変えることはなかった。主義の人として珍しい型の人であった」（【F1】p.156）

と評している。

　また遠山についても多くの証言がある。波多野完治は読売新聞社が企画した「よみうり教育賞」の審査にあたっての遠山の選考方針について回顧している。新聞社としてはジャーナリズムの立場からして流行に敏感で時代を先取りするようなものを望んでいたのかもしれないが，遠山は教科の流行思潮に左右されず，主な教育思想家についてはその人の原著を読み，歴史にもと

づき教科の本質をつかんで応募作品を見ていたのである（【T1】p.101）。

　また銀林浩は，和魂洋才に関わって日本の知識人とくに明治生まれの人の中には，若い頃はさっそうと洋才をひけらかしながら，年をとって晩年になると見事に和魂に回帰する人が多い中にあって，遠山は和魂洋才を適切に批判し，若い頃も晩年においても一貫して明快な論理で語ったと回顧している。波多野と銀林，いずれも主義を曲げない遠山を語っている（【T1】p.148）。

　"主義の人"であった藤沢と遠山は，他者に関する批判的言辞についても明快であった。藤沢は明治前期に日本に入ってきたスミスとトドハンターの代数学書を比較して，『数学教授法講義筆記』（第十一回講義）において，

> 「スミスは如何なる人物かと能く調べて見ましたが彼れは数学者ではない。一の数学上の論文もない，唯本を書く人だが数学を知らぬ人だと云うことが解りました。（中略）あれ（スミスの本：筆者）はむちゃくちゃに外の本から集めたものでありますから，此本を習った所で纏まった代数の知識は得られませぬ」（p.248）

とスミスを批判し，「トドハンターの本の方が遥かに善い」と述べている。

　また遠山はアメリカの教育学者デューイを批判している。もちろん遠山はデューイに会ったことはないのであるが，

> 「デューイの心酔者には申訳ないが，私はデューイという人が大きらいである。彼の哲学にも反対だが，それ以上に彼の人柄がきらいである」

と，批判は辛辣である。

　その理由について，遠山は「しろうと教育談（一）」（『教育』No.167，昭和39年2月号，pp.124–125）において下記のように述べている。

> 「書き方が，どちらにも取れるように書いてある。まちがっていてもちゃんと言い抜けのできる余地が残されている。だから決して行きづまるところがない。大きな商業紙の社説のようなスタイルである。だから読む人は自分の気に入るとこ

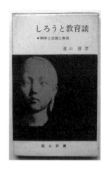

『しろうと教育談』

ろだけを抜き出して感心することができるようになっている。言葉の辻つまを合わせることがうまい。こういうスタイルの文章を書く人は政治家タイプで，狡猾な人間ではなかったかと疑いたくなってくる。

　何とでも解釈のできることを書いておけば，どんな結果が出てきても弁解ができるし，他人が意味をとりちがえた，と言い逃れることができる。

　こういう論文は教育学の論文には少なくないようだ。そしてこういうスタイルを流行させた本家本元はデューイではないかという気がする」

　藤沢のスミス批判も遠山のデューイ批判も歯に衣を着せない率直なものであり，妥協を許さない"主義の人"の面目躍如たるものがある。

　なお，遠山の連載「しろうと教育談」は後に『しろうと教育談』（国土社，昭和40年2月15日）として単行本化された。

藤沢と遠山の私生活

　ここで藤沢と遠山の私生活を垣間見てみよう。まず両人とも，酒豪か否かは別として，ワインやブランディを好んだようである。藤沢については「博士の御親友和田垣先生が博士御秘蔵のボルドウ酒を飲んで其醸造年度を中てられたり……」（【F1】p.147）と福富忠男が回想しているから，藤沢はフランスのボルドー・ワインを好んでいたことがわかる。

　また遠山はお酒のことを聞かれて「わたしはビールはあまりやらない。家ではブランディが多い」（【T1】p.42）と答えているし，遠山日記（昭和46年5月7日）には「高島屋でトカイ2本（1700円×2），サントリーV.S.O.P.（2400円）かう」とあるが，この「トカイ」とはハンガリーのトカイ・ワインのことであり，遠山が好んで飲んだワインである。

　しかし食べ物については両人には相当な隔たりがあった。藤沢は洋食が嫌いで苦手という理由で英独への留学を一瞬ためらっていたが，留学中に洋食を好むようになり，帰朝後の藤沢は"大の美食家"として銀座の風月堂などによく足を運んだようである。銀座風月堂調理部員の回顧談「御好みの御料理」には，

　「先生の御好み料理と致しましては，平生魚を煮込みました野菜の御献立物，――その中にても，特に鮃，白魚などを御好みになりました。また，鳥の御料理と致しましては，ロース致しました鳥肉を細長く刻み，白いソースにて合せ，御飯の上にのせ，チーズを振り縣けて焼きました物なぞが，一番口に合いましたようです。総体に柔らかい物を御好みになり肉の料理はあまり御召上りになりませんでした」

（【F1】pp.226-227，ルビ：筆者）

と記述されている。また根岸錬次郎は「追想」において，

　「藤沢君は生来喰道楽甘物好の人即ち「エピキューリアン」にして，英国滞在中も屢英国内は勿論，欧州大陸各国の名物話が出で，独逸に於てライン河の鱒は特に賞せられ，…… 名物家鴨の肝の事は君の講釈に依りて自分は初めて知りたる様の次第なり」

　「…… 君は喰道楽の本領を発揮し，料理は山谷の八百善を主とし，或るとき君の邸宅に招待せられ徳川慶久公に陪席して晩餐の饗宴を受たるに，其献立の入念何品とは云わず真に美味を極め，流石は藤沢君「エピキューリアン」なりと嘆賞措かざる事あり。其は扨置き日本橋中華亭の名物鶏の喉の吸物の話，鰻は築地竹葉に限るが又同亭の吸物も中々下に置けぬとの話，また浅漬は何処やらの特品東京第一なりとの話，其から其へと聴切れぬ ……」（【F1】pp.121-122，ルビ：著者及び筆者）

と藤沢の食通ぶりを語っている。

　また藤沢が「香物漬の茶づけ，これこそ真の醍醐味だ」と語ったことを，藤沢の弟（藤沢周次）が回想している（【F1】p.22）。

　一方の遠山は，数教協の全国大会や合宿研究会などでは一般の参加者と同じ食事をとっていたが，家庭内では好き嫌いが多かったようである。長女の長谷部順子は「父のこと」において下記のように語っている。

　「好きなもの。花は桜とボタン。何やらだれかのイレズミ風であるが，パッと咲いて，パッと散るところがなんとも気に入っていたようである。食物では肉類とあんこ。食物に関しては好き嫌いがかなりあった。（中

略）好き嫌いのこととなると，絶対食べなかったのがラッキョウと梅干し
とお茶漬けで，ラッキョウは食卓にのっているだけでいやな顔をしたも
のだ。それに野菜が嫌いで，いちばん弱みである孫たちに「おじいちゃ
ん，野菜を残しちゃだめ」などといわせたりしていろいろ苦心したけれ
ども，なかなか食べてくれなかった」（【T1】p.258）

　香物漬の茶づけを好み，肉が苦手の藤沢に対して，遠山はお茶漬けが嫌い
で肉類を好んだのだから，食べ物に関する両人の好みは対照的であった。
　煙草については，遠山は一切やらなかったが，藤沢は愛煙家であった。藤
沢の弟は「……ひと頃は煙草もかなりたしなみ，多くは「ヤマト」を愛用し
て居りました」（【F1】p.23）と語っている。また中川銓吉は助教授の頃の話
として，

> 「先生の机と私のとは僅かに三メートルの間隔をへだてて置かれてあっ
> た。偶に中川さんすまないが煙草を一本下さいと云われることがあった。
> 当時先生は大和を愛喫せられ，私も亦大和党であり，同室の高木教授は
> 敷島喫煙家であった」（【F1】p.247，ルビ：筆者）

と回顧している。大和という銘柄の煙草はときどき煙草屋から姿を消して，
数日間から1週間もの間どこの店にも売っていないことがあったようである。
　さらに藤原松三郎も仙台から上京して藤沢宅に伺ったときの記憶として，
「最もあざやかに残っている印象は，いつも提煙草盆を持って入ってこられ
る先生の姿である」（【F1】p.269）と回顧している。藤沢が手提げの煙草盆を
愛用していたことは桑木彧雄，掛谷宗一の回想記にも見られる（【F1】p.261，
p.284）。
　藤沢の喰道楽あるいは煙草が関係しているか否か定かではないが，藤沢は
大正4年11月大学で講義中に突然脳貧血を起こして倒れ，青山内科（旧友の
青山胤通）に担ぎ込まれたのであった。そのときのことを藤沢は，

> 「自分は大正四年の末に，激烈な胃潰瘍に罹り，一時は死を伝えられた
> ほどの重患であった。爾来十幾年の間，その余病である不治の酸過多症
> の為めに，年が年中寝ても起きてもときどきに胃部に痛みを感じ，その
> 都度結晶重曹の粉末を服用して悩みを凌ぐのが常態となってしまったの

　である」（【F2】p.429）

と語っている。

　それ以来，藤沢は長年にわたって胃酸過多症に苦しめられたのである。その後大正10年9月には自宅で胃潰瘍からの大出血に見舞われ，多量の下血と吐血があり，一時は人事不省に陥ったのであった（【F1】p.70）。

　さらに以前から心臓が悪かったようであり，坂口康蔵（大学卒業後青山内科の助手）は「大正五年初めて先生を診察した時既に極めて軽度ではあるが大動脈弁閉鎖不全の症状を認めた」（【F1】p.71）と語っている。藤沢自身も，

　　　「自分の心臓が悪いことは以前から薄々は知っていたのであるが，大動脈心臓弁膜症という厳めしい銘打って大学病院の稲田内科に入院したのは，今より二年前昭和六年四月中旬であった」（【F2】p.535）

と述べている。

　それ以来，藤沢は大動脈心臓弁膜症により入退院を繰り返すことになる。ここに出てくる「稲田内科」とは青山胤通の後継者である稲田龍吉内科医のことであり，この内科は坂口康蔵，北岡正見と引き継がれていく。その北岡正見は，

　　　「昭和六年四月中旬稲田内科に入院遊ばされて以来，昭和八年十二月廿三日まで其の間凡三ヶ年間，屢々心臓病に悩まされ，私が稲田先生，坂口先生の御指導の下に専心御治療を申し上げました」（【F1】p.56）

と述懐している。そして坂口康蔵は「藤沢先生の御病気」において，

　　　「［昭和8年の］十二月に入ってからは漸次全身の衰弱が増し，その為に御寿命を終えられたので，御臨終に際し普通の心臓病患者に見るが如き苦悶は少しも無く，全く安らかに御永眠遊ばされた」

と記している（【F1】p.73，［　］内：筆者）。したがって藤沢は大正4年（54歳）から死去する72歳まで病と闘う生活を送っていたことになる。

　病気についても藤沢と遠山とは対照的であり，遠山は藤沢のような長く病に悩まされる生活とは無縁であった。遠山は昭和54年7月16日に入院したのであるが，家永三郎も「あとで承ったところによると，遠山さんは健康保険

証を一度も使ったことのないくらいご健康であられたとのことである」（【T1】
p.172）と語っているように，きわめて健康であった。

　遠山の旧制福岡高等学校以来の友であり主治医でもあった植村敏彦は，昭
和 53 年の同窓会での，

　　「冷水摩擦を長年励行しているが，そのためか非常に健康状態がよい。
　　このぶんでは 100 歳まで生きられそうだ」（【T1】pp.270–271）

という遠山の話を紹介している。入院の 1 年前である。周辺の人々も遠山は
100 歳まで生きるのではないかと思っていたほどに，遠山は健康そのもので
あった。植村敏彦によれば，昭和 54 年 7 月半ば遠山から電話があって，

　　「5 月初め頃から咳が多く，親しくしている近くの医師にレントゲンを
　　撮ってもらったところ，肺炎らしい，ということで一月ほど抗生剤を服
　　薬したが止まらず，結核かもしれないということで 1 か月ほど前から結
　　核の薬も服んでいるが軽快しないので，君に一度診てもらいたい」

とのことであった（【T1】p.271）。

　植村は諸検査の結果を診て旧い病巣の再燃による老人結核と考え，植村が
顧問をしている結核病院にとりあえず入院させ治療することにしたのである。
これが昭和 54 年 7 月 16 日であった。その後症状は軽くなり，遠山の希望も
あって 8 月 16 日に退院したのである。遠山日記（8 月 16 日）には「8 月 15
日レントゲン検査。結果はあまりよくないが，植村君に頼んで退院」と記さ
れている。

　退院後は小康状態が続いたようであるが，遠山日記が 9 月 2 日で終わって
いることから考えて，9 月初めに植村の手配によって大宮市のさきたま病院
に入院したのである。入院後は十分な治療によって呼吸困難も楽になったよ
うである。しかし遠山の死は突然のことだったようである。その最期につい
て植村は，

　　「亡くなられた前日の朝，奥様に電話したところ，「昨日はたいへん気
　　分がよく，うなぎが食べたい，といっていました」とのことで，がんセ
　　ンターで最新の治療を受けられれば，少なくとも一時は軽快される希望

を持つことができた。しかしその翌朝，大量の鼻出血後，急に心臓衰弱
が起こって死去されたと知らされ，耳を疑った」（【T1】p.272）

と回顧している。

　9月11日（火）午前10時33分死去，病名は肺ガンによるガン性胸膜炎で
あった。12日通夜，13日密葬，23日明星学園小中学校体育館にて本葬の後，
埼玉・大宮霊園に眠る。

　1979年9月13日付『朝日新聞』の「天声人語」欄は，

　　「病床の遠山さんは「ぼくはこれまで激しく生きすぎた」と夫人にいっ
　　たそうだ。子供たちを点眼鏡の世界から解放するために激しく燃え続け
　　た人だった」（【T1】p.79）

と結ばれている。

藤沢と遠山が問いかけたもの

《国家主義と人間主義》

　藤沢は「国家のために数学をやった。国家を維持するのは学者の天職であ
る」と述べていたように，藤沢の思想的立場は国家主義にもとづく“国家の護
持”にあり，遠山はそれとは正反対の反国家主義・反権力主義の立場を貫き，
その背後には“人間の尊厳の護持”があった。そのような相反する思想の形成
は，根源的には両人の生育歴に由来する，人間としての“生き方”から発生し
たものであるが，両人が生きた時代背景からも強い影響を受けている。

　藤沢は明治20年5月の帰朝後まもなく『生命保険論』（文海堂，明治22年
7月12日）を刊行している。その緒言において，

　　「本書の編纂は，余が嘗て欧州に在るの日，欧州諸国に於て虚無社会等の
　　破壊主義が暴威を　逞　うする現況を目撃し，後来此主義の我国に入るを
　　　　　　　　　たくましゅ
　　予防する一良策は，本邦に於て生命保険事業を普及せしむるにあることを
　　確信し，重き国恩の万分一に報いんとする微衷に出でしものにして……」
　　　　　　　　　　　　　　　　　　　　　びちゅう

と述べられている（ルビ，下線：筆者）。

　藤沢は欧州諸国における社会破壊的な虚無主義を見聞し，その予防策の一

環としての生命保険事業を普及することによって国家の維持を図ろうとした
のであり，種々の例をあげて保険に対する国民意識の低さが "算術思想の不
足" に起因していると述べている。それは藤沢の算術教育論の源泉の一つと
もなった。

　一方の遠山の場合には，すでに強固な国家となった日本国の教育政策が人
間を抑圧している様を目撃し，その対抗策として競争原理・序列主義批判を
市民運動として展開しようとしたのである。遠山は昭和 50［1975］年 12 月
8 日に自民党文教部会（藤波孝生部会長）が発表した「高等学校制度及び教育
内容に関する改革案」（中間まとめ）に注目している。

　それは「能力主義」と多様化の方向がはっきりと打ち出されたものであっ
たが，その背景には「競争原理が人間の原理であり，遺伝によってある程度
人間の能力に差がある以上，教育万能論は正しいとは言えない」という教育
思想があった。遠山は『競争原理を超えて』において，

　　「数年前に発表された中教審（中央教育審議会）の答申案はこの競争原
　　理にもとづく教育政策の具体化であった。だから，今回の中間まとめは
　　べつに意外なものではなかった。
　　　ただ，私がこの中間まとめに注目したのは，これまで教育政策として
　　提起されていたにすぎなかったものが，いまやどうどうと教育思想とし
　　てうちだされてきたということである」（p.56，傍点：著者）

と述べている。つまり学校教育における「競争原理の積極的肯定」と「遺伝
的要因の優越性」という 2 つの重要な論点を指摘し，それと対決する決意を
固めたのであった。

　藤沢の "国家主義" と遠山の "人間主義" は，「国家と人間」という遥か昔か
ら葛藤を繰り返してきたテーマを，数学の教育という分野を通して垣間見さ
せてくれている。国家の護持と人間の尊厳の間に横たわる複雑な緊張関係は
今日的課題でもあるし，永遠の課題でもあるのかもしれない。

《量と操作のはざま》

　藤沢は量を放逐して "数える" という操作を前面に押し出した順序数主義の
立場をとったのに対して，遠山は量を定礎することによって集合数主義を中心

に据えたのであった。しかし藤沢の順序数主義の背後には十進法的な群化主義があったし，遠山の集合数主義が数の順序性を否定したわけではなかった。

　つまり算数教育において数概念の二面性（集合数と順序数）を無視することなど到底できないことであった。ただ算数教育の初歩的段階における数の導入に関わる手法（指導方法と指導順序）に大きな差異があったのである。

　藤沢の "量の放逐" と遠山の "量の定礎" がもたらす最も大きな相違点は分数論に現れてくる。つまり分数論にこそ両人の分岐点が如実に見られるのである。そこで藤沢と遠山が最初に手がけた教科書である『算術教科書 上巻』と『みんなの算数』によって分数論を比較検討してみよう。

　第3章で見たように，藤沢における分数の第一の意義は "商分数" であったが，藤沢はその後に第二の意義として，

　　「分数は赤<ruby>亦<rt>また</rt></ruby> 1 を分母が表わす数に等分したる其一部分を分子が表わす数だけ <u>採りたるもの</u> なりと解釈することを得べし」

（p.215，ルビ・下線：筆者）

と述べている。この文章が意味するところは微妙であり，二様の解釈ができる。すなわち一見して "分割分数" のようにも思われるが，下線部の「採りたるもの」という "操作" を暗示する言葉からは異なる解釈も生まれてくる。

　藤沢の教科書では，同分母分数の加減について「分子の和を分子とし其公分母を分母とすればよい」（p.235）と述べて，

$$\frac{3}{8} + \frac{5}{8} + \frac{7}{8} = \frac{3+5+7}{8} = \frac{15}{8} = 1\frac{7}{8}$$

と例示されているから，分割分数のようにも思われるが，後述するように×分数の場合には明らかに "操作分数" として現れる。

　一方の遠山は『数学入門 上』（岩波新書）において，「もともと分数には二つの意味がある」として，第一の意味の分数は「$\frac{3}{5}$ は $\frac{1}{5}$ を三つ集めたもの」であると述べていて「$\frac{3}{5} = \frac{1}{5} + \frac{1}{5} + \frac{1}{5}$」と例示し，第二の意味の分数として商分数をあげていたから，藤沢の場合と類似している。

　第一の意味の分数について遠山は "分割分数" という言葉を用いていないが，明らかに分割分数である。そして『みんなの算数』もこの立場から分数の導

入がなされていたが，その教師用書には分割分数という言葉はなく，“量としての分数” という用語が使用されていた。

　藤沢による分数×÷整数の説明は，第3章で見たように商分数に依拠したものになっていたが，×分数については，

　　「或る数例えば5に $\frac{3}{8}$ を掛ける即 $\frac{3}{8}$ 倍するということは与えられる数を 八つに等分したる其一つの三倍を採る というに同じ」

（p.242，下線：筆者）

と述べられているから「×$\frac{3}{8}$ は8等分したものを3倍すること」となり，第4章で見たように遠山の解釈による “操作の分数” である。

　遠山は『お母さんもわかる水道方式の算数』において，分数に3つの見方があるとして「割合の分数」「操作の分数」「量の分数」を指摘した上で，操作の分数というのは分数をかけ算の操作と考える考え方であり，$\frac{3}{5}$ は5で割って3を掛けるという計算をひき起こすもので，子どもには理解が困難であると説明していたのであった。

　まことに分割分数と操作分数は双子の兄弟のように見分けがつかない。割り算の商を表わすものとしての商分数の意味は明快であり，整数の比（割合，関係）を表現するものとしての割合分数の意味もそれなりに理解可能である。

　また「1つの連続量の抽象的表現」としての量分数の意義もよくわかる。それらの分数理解の仕方に比べると，分割分数と操作分数の相違はきわめて微小であって，腑分けは困難をきわめる。もちろん “数” としての分数は1つであるが，それがさまざまな “振る舞い” を演じるのである。

　そもそも量を放逐した藤沢であったから，掛け算における乗数は量を表す数ではなく操作を表す数として意義づけるほかなかったのである。それは×整数の場合も同様であった。藤沢の教科書では，整数の乗法について，

　　「7に5を掛けるということは7を5つだけ 採りて加え合わせる ということなり。即7に5を掛けたるものは7＋7＋7＋7＋7＝35なり」

と記述され（p.34，下線：筆者），さらに，

　　「7に5を掛けたるものを7の5**倍**と称す」（p.35，太字・大文字：著者）

172

と追加説明されている。

　つまり「×5」は「5つ採って合わせる」という操作を表す整数なのであって，いわば"操作整数"なのであり，その延長上に"操作分数"が位置づけられるのである。

　このように数と計算の分野における量と操作をめぐる近親関係あるいは緊張関係は遠山理論と藤沢理論に根強く見られ，量と操作の間には深い渓谷が横たわっているかに見える。しかし遠山分数論と実際の教科書『みんなの算数』での分数指導には大きな齟齬が見られる。

《分割量分数と量から操作へ》

　量を定礎とした遠山分数論は，第4章で見たように「互除法による分数の発生」を説いていたが，教科書『みんなの算数』における分数の導入では分割分数が用いられていた。この教科書では，4年生下巻で同分母分数の加減，5年生下巻で異分母分数の加減，分数×整数，分数÷整数，6年生上巻で分数×分数，分数÷分数が扱われている。

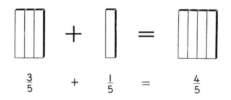

$$\frac{3}{5} \quad + \quad \frac{1}{5} \quad = \quad \frac{4}{5}$$

　同分母分数の加法は図のように示されているから，導入で用いられた分割分数を用いた説明となっている。減法も同様である。図を使用することは量に依拠して説明することであるから，藤沢の教科書には当然のことながら図は用いられず，文章と式が示されただけであった。

　次に5年生下巻の分数×整数，分数÷整数を見てみよう。分数×整数は「コップ1ぱいに $\frac{2}{7}$ ℓ の水がはいっています。コップ3ばい分では，どれだけの水になりますか」という問題を例にして次ページ左図のように示されて，「整数を分子に掛ける」という規則が説明されている。

　また分数÷整数の場合は「$\frac{3}{5}$ℓ の水があります。4 つのびんに等しくなる
ように分けると，1 つのびんは何 ℓ になりますか」という問題を例にして下右
図のように示されて，「整数を分母に掛ける」という規則が説明されている。

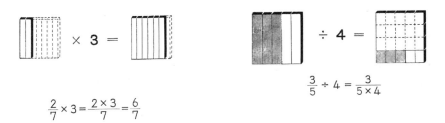

$$\frac{2}{7} \times 3 = \frac{2 \times 3}{7} = \frac{6}{7}$$

$$\frac{3}{5} \div 4 = \frac{3}{5 \times 4}$$

　この分数×整数は「$\frac{2}{7}$ℓ/コップ×3 コップ」のように（1 あたり量）×（い
くつ分）すなわち「量×量」として意味づけられているとしても，答えを求
める段階は「$\frac{2}{7}$ℓ×3 すなわち $\frac{2}{7}$ℓ を 3 つ集める」のように，"集める" とい
う操作あるいは「$\frac{2}{7}$ℓ を 3 倍する」という倍操作として整数 3 が意義づけら
れているのであるから "操作整数" である。

　分数÷整数の場合も同様で，上記の「$\frac{3}{5} \div 4$」における「4」は "分ける" と
いう操作を表している。つまり「量×量」から「量×数」への移行がなされ
ているのである。

　上記の規則は 6 年生上巻の分数×分数，
分数÷分数に利用されることになる。分
数×分数は「1 ha あたり $3\frac{1}{6}$ t の米のとれ
る水田があります。$2\frac{1}{5}$ ha の広さの水田
からは，何 t の米がとれますか」という問
題を例にして，図 1，図 2，図 3 の順に説
明されている。

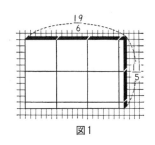

図1

　最初の図 1 の段階は帯分数を仮分数に直す場面である。そして次の段階を
示す図 2，図 3 については下記のように説明されている（p.6）。

　　「タイルを横に 5 ずつにわると，

174

$$\frac{19}{6} \div 5$$

が 11 ありますから,

$$\frac{19}{6} \times \frac{11}{5} = \frac{19}{6} \div 5 \times 11 = \frac{19}{6 \times 5} \times 11 = \frac{19 \times 11}{6 \times 5}$$

」

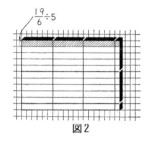

図2

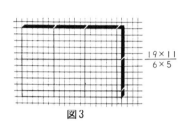

図3

つまり「$\times \frac{11}{5}$」は「$\div 5 \times 11$」のように "等分割・整数倍" という操作分数として意義づけられているのである。ここでは5年生下巻での分数 $\times \div$ 整数の計算規則が正当に利用されている。

また分数 $\div$ 分数の場合は「40ℓ の農薬を,$2\frac{1}{10}$ ha の畑にまきたいと思います。1 ha あたり何 ℓ ずつまけばよいでしょうか」という問題を例にして図が示されている。この図は農薬を水そうに入れて金網で仕切るという場面が想定されているのである。

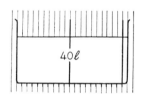

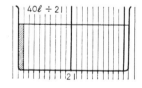

「帯分数を仮分数になおすと,

$$40ℓ \div \frac{21}{10}$$

になります。この計算の方法を考えてみましょう」

と述べ,下記のように説明されている。

「右下の図のように,水そうの底に目もりをつけて考えると,

$$40ℓ \div 21$$

が，1 ha あたり 10 ありますから，

$$40\,\ell \div 21 \times 10 = \frac{40\,\ell}{21} \times 10 = \frac{40\,\ell \times 10}{21} = 40\,\ell \times \frac{10}{21}$$

になります。だから，

$$40\,\ell \div \frac{21}{10} = 40\,\ell \times \frac{10}{21}$$

」

　この分数 ÷ 分数の計算規則の導出方法における「÷ $\frac{21}{10}$」から「× $\frac{10}{21}$」への移行でも "等分割・整数倍" という操作分数が用いられている。つまり「40 ℓ ÷ $2\frac{1}{10}$ ha」という「量 ÷ 量」（意味論的場面）から「40 ℓ ÷ $2\frac{1}{10}$」という「量 ÷ 数」（操作的場面）へと移行することによって計算規則の説明がなされているのである。

　以上見てきたように，たとえば遠山分数論で批判されていた操作分数は『みんなの算数』では堂々と用いられているのである。しかし『みんなの算数』は当時の学習指導要領に準拠しなければならなかったから，主義を曲げて編集せざるをえなかったのかもしれない。

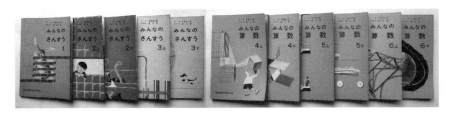

『みんなのさんすう』（1 年〜3 年），『みんなの算数』（4 年〜6 年）

　なぜなら，『みんなの算数』が絶版になった後に編集・発行された遠山啓監修『わかるさんすう』の分数論では，互除法によって分数が導入され，分数の乗除も操作的要素をできるだけ排除する展開となっているからである。

　しかし，筆者は『みんなの算数』で展開された分数の導入，分数の乗除計算が正当な行き方であると思う。第 4 章でも簡単に紹介したが，筆者はずっと以前に『乗除の計算を展望する』（京都市内算数サークル発行，昭和 62 年 1 月 24 日）という小冊子において "分割量分数" という言葉を用いたが，それ

は『みんなの算数』を入手する以前のことであった。しかし改めて『みんなの算数』を入手し，そこで導入に用いられた分数を見ると，明らかに"分割量分数"であると確信した。

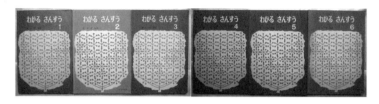

『わかるさんすう』（1〜6）

　第4章でも言及したように，『みんなの算数』3年生下巻の教師用指導書に見られる「分数の種類」には"分割分数"という用語はなく，"量としての分数"という言葉が使用されていた。

　しかし，実際指導については「1mをもとにして，$\frac{3}{4}$ m，$\frac{1}{3}$ m など分数で表わされた長さの理解」とか「等分してできた長さを分数で表わす表わし方」（p.92）のように，"等分してできた"長さと記述されているのである。これが"量としての分数"であるなら，それは明らかに分割によって得られた量分数を意味しているから，筆者のいう"分割量分数"にほかならない。

　そもそも，分数はどのようにして発生したのであろうか。歴史的には，紀元前2000年頃の古代文明（エジプト，バビロニアなど）では，すでに分数は使用されていて，それは物を等分割することから発生している。そのことを立証する記録は多く残存している。

　一方，互除法の起源は，古く見積もっても，紀元前7世紀の古代ギリシアにおいてであるから，互除法が発見される遥か昔から人間は分数を使用していたのである。互除法は，ピュタゴラス学派の音階論において，2本の弦の長さの比を見出す方法として発見され，後に，2つの数の最大公約数を見出す方法として流用された方法である。

　したがって，単位より小なる量の大きさを見出す方法として，物を等分割する方法（以下，分割操作という）と互除法による方法（以下，互除操作という）の2つがあるとすれば，その顕著な相違点は，

(A)　1 つの量に対する分割操作によって得られる分数

(B)　2 つの量の関係を見出すための互除操作によって得られる分数

と整理することができる。

　この両者とも，得られた分数が「量の大きさを表す分数」すなわち "量分数" であるといえなくもないが，(B) の主張には無理があると思われる。なぜなら，互除法による分数は，そもそも，"2 つの量の関係" と密接に関わっているからである。やはり，量分数は 1 つの量に対して行われた分割操作の結果を表す数と考えるべきである。

　従来，「分割分数」という言葉は，「割合分数」とか「操作分数」と親戚関係にあるとみなされ，「量分数」とは異なる範疇の言葉として使用されてきた。しかし，"分割操作によって得られた量" が眼前にあるのだから，その量を表す分数を「分割量分数」と呼ぶことはきわめて自然なことであると思われる。このことから，筆者はあえて「分割分数」という言葉ではなく「分割量分数」という言葉を使用しているのである。

　また筆者は『乗除の計算を展望する』において，数計算における「量と操作」の関連について問題提起をした。その趣旨は，数と計算を量に依拠して導入し展開することの重要性を確認すると同時に，計算における量から操作への自然的移行をいかになすべきかを論述することにあった。いわば量と操作の響和的な融合を意図したものであり，これが筆者の「数と計算」領域における "響和主義" とでもいうべき立場である。

藤沢利喜太郎及び遠山啓の著作に関する
ブックガイド

　藤沢利喜太郎及び遠山啓の手になる著作は多くあり，とくに藤沢利喜太郎の著作物そのものを入手することは，現在では，古書店などを通さないかぎり困難である。もちろん，藤沢及び遠山の著作を所蔵している図書館で閲覧・複写することは可能であるが，ここでは，国立国会図書館所蔵資料として登録されているものから，藤沢及び遠山の著作についての案内をしておくことにする。ただし，本書において取り上げた著作に限定していることを了解していただきたい。

　国立国会図書館は，所蔵資料をデジタル化し，「国立国会図書館デジタルコレクション」として，下記の3種類に分類して配信している。

Ⓐ　「インターネット公開」：個人のPCで閲覧・複写できる。

Ⓑ　「国立国会図書館内／図書館・個人送信」：図書館送信サービスに対応している図書館のPCで閲覧・複写するか，または，利用者登録をして，個人のPCで閲覧・複写する。

Ⓒ　「国立国会図書館限定」：国会図書館のPCでのみ閲覧・複写ができる。

　以下のブックガイドでは，上記の3種類について，記号Ⓐ，Ⓑ，Ⓒを使用し，単に国会図書館が所蔵している場合は，記号Ⓓを用いる。

【1】　藤沢利喜太郎に関する著作について

　本書で取り上げた藤沢の著作（共訳を含む）で，Ⓐとして所蔵されている
ものは下記の通りである。

　『生命保険論』文海堂，1889 年
　『数学に用いる辞の英和対訳字書』博聞社，1889 年
　　　（デジタルコレクションでは「数学用語英和対訳字書」として所蔵さ
　　　れている）
　『代数学教科書』（飯島正之助と共訳，全 4 巻）三省堂，1889 – 91 年
　『算術条目及教授法』初版の発行者は藤沢利喜太郎，1895 年
　　　　　　　　　　　　再版は大日本図書株式会社発行，1902 年
　『算術教科書』（上下）大日本図書株式会社，1896 年
　『算術小教科書』（上下）大日本図書株式会社，1898 – 99 年
　『初等代数学教科書』（上下）大日本図書株式会社，1898 年
　『続初等代数学教科書』大日本図書株式会社，1900 年
　　　（デジタルコレクションでは「初等代数学教科書 続」として所蔵さ
　　　れている）
　『数学教授法講義筆記』大日本図書株式会社，1900 年

　また，藤沢に関連する著作として本書で取り上げた主なもので，Ⓐとして
所蔵されているものは下記の通りである。

　尾関正求『数学三千題』出版人は三浦源助，1880 年
　若林虎三郎・白井毅『改正教授術』出版者は辻敬之，1883 年
　寺尾寿『中等教育算術教科書』（上下）発行者は柳原新一郎，1888 年
　菊池大麓『初等幾何学教科書』（平面幾何学，立体幾何学）
　　大日本図書株式会社，平面幾何学：巻壹 1888 年，合本 1889 年
　　　　　　　　　　　　　（平面幾何学：巻貳は所蔵されていない）
　　　　　　　　　　　立体幾何学：1889 年
　上野清『普通教育近世算術』（上下）発行者は吉川半七，1888 – 89 年
　野口保興『理論応用算数学』（上下）発行者は目黒伊三郎，1891 年

大瀬甚太郎・中谷延治『教授法沿革史』育成会，1901 年

富永岩太郎『数の心理及算術教授法』同文館，1902 年

佐々木吉三郎『数え主義算術教授法眞髄』（上下）同文館，1905 – 06 年

『東京物理学校五十年小史』発行者は太田千穎，1930 年

『東京外国語学校沿革』東京外国語学校発行，1932 年

『東京帝国大学五十年史』（上下）東京帝国大学発行，1932 年

『第一高等学校六十年史』第一高等学校発行，1939 年

メーチニコフ著／渡辺雅司訳『回想の明治維新』岩波文庫，1987 年

下記のものは，Ⓑ として所蔵されている。

『藤沢博士遺文集』（上中下）藤沢博士記念会（代表：高木貞治）

　　上巻：1934 年，中巻：1935 年，下巻：1935 年

　　（藤沢の「想い出るがまま」は中巻に所収されている）

『藤沢博士追想録』藤沢博士記念会（代表：高木貞治），1938 年

上記以外では，『藤沢教授セミナリー演習録』（東京数学物理学会編纂委員編，1896 – 98 年）は国会図書館に「マイクロ」の形態として所蔵されているから，国会図書館に行かないと閲覧・複写はできない。

そして，『数学教科調査報告』（文部省，1912 年）は所蔵されていないようである。なお，「あとがき」で取り上げた菊池大麓『日米教育時言』（弘道館，1913 年）は，Ⓐ として所蔵されている。

【2】　遠山啓に関する著作について

遠山の著作は，著作権の関係から，Ⓐとして所蔵されているものはなく，多くはⒷ，Ⓒ またはⒹ として所蔵されている。

以下，本書で取り上げた著作について，種類別に列挙する。また，現在も発行されている著作については，＊印を書名の右肩に付けておいた。

まず，Ⓑ として所蔵されているものは下記の通りである。

『数学Ⅰのカギ　幾何編』学生社，1956 年

『教師のための数学入門［数量編］』国土社，1960 年

『お母さんもわかる水道方式の算数』明治図書，1962 年

『教師のための数学入門［関数・図形編］』国土社，1965 年

『しろうと教育談』国土社，1965 年

『数学教育ノート』国土社，1969 年

『競争原理を超えて』太郎次郎社，1976 年

以上が，遠山啓著である。以下は，編著，共著，監修などである。

『新しい数学教室』（遠山啓編）新評論社，1953 年

『算数の指導計画』（中谷太郎と共編）国土社，1954 年

『水道方式による計算体系』（銀林浩と共著）明治図書，1960 年

『量の理論』（長妻克亘と共著）明治図書，1962 年

『みんなのすきな算数』（長妻克亘と共監修）さ・え・ら書房，1962 年

『歩きはじめの算数』（遠山啓編）国土社，1972 年

ところで，『遠山啓著作集』（全 27 巻＋別巻 1, 2，太郎次郎社，1978‒83 年）については，デジタルコレクションでは，「数学教育論シリーズ」は Ⓑ として所蔵されているが，「数学論シリーズ」「教育論シリーズ」及び別巻は Ⓒ として所蔵されている。

また，遠山に関連する著作として本書で取り上げた主なもので，Ⓑ として所蔵されているものは下記の通りである。

『教育大学講座 22 数学教育』金子書房，1950 年

　　（和田義信「数学のカリキュラム」が所収されている）

日本教職員組合『算数・数学の学力調査』大日本図書株式会社，1955 年

中谷太郎『小学校算数科の新教育課程』国土社，1958 年

和田義信『算数科指導の科学』東洋館出版社，1959 年

長妻克亘『幾何教育の現代化』明治図書，1963 年

Ⓒ として所蔵されている遠山啓著の著作は下記の通りである。

『数学入門』（上下）* 岩波新書，1959‒60 年

『水源をめざして』太郎次郎社，1977 年

Ⓓ として所蔵されている遠山に関する著作は下記の通りである。

遠山啓著『数学ハンドブック』ほるぷ出版，1979 年

　（国会図書館の所蔵本は，『数学の広場』日本図書センター復刻 * の別
　　巻である）

銀林浩・榊忠男・小沢健一編『遠山啓エッセンス』（全 7 巻）日本評論社，
　2009 年

友兼清治編著『遠山啓 行動する数楽者の思想と仕事』* 太郎次郎社エディ
　タス，2017 年

　なお，雑誌『ひと』別冊として出版された『遠山啓追悼特集 その人と仕事』
（太郎次郎社，1980 年）は国会図書館に所蔵されていないようである。また，
「あとがき」で取り上げた田村二郎『量と数の理論』（日本評論社，1978 年）
は，ⓒ として所蔵されている。

あとがき

　本書の主題は藤沢利喜太郎と遠山啓という "日本数学教育史上の二大巨人" の比較人物論であったが，二大巨人にどれだけ迫ることができたか，はなはだ心もとない気がする。しかし，藤沢と遠山の数学教育論の根幹には正反対ともいえる教育思想及び教育理論があり，それを二項対立的に示せば，

（藤沢）	⟷	（遠山）
国家主義	⟷	人間主義
量の放逐	⟷	量の定礎
数え主義	⟷	水道方式
黒表紙	⟷	赤表紙

と表現することができたと思う。黒表紙は国定教科書『尋常小学算術書』であり，赤表紙は検定教科書『みんなの算数』である。

　藤沢と遠山の最大の思想的対立点は "国家主義" vs. "人間主義" といってよいであろう。藤沢が持っていた思想的信条・価値観の根底には "国家の護持" があったが，遠山の場合は "人間の尊厳" であった。

　さらに数学教育の分野に目を向けてみると，藤沢は「量の放逐」と「数え主義」によって "数学教育の開拓者" となり，遠山は「量の定礎」と「水道方式」によって "数学教育の改革者" となったことを描き出すことができたと思う。言い換えれば，"量の放逐・数え主義" と "量の定礎・水道方式" はそれぞれ藤沢理論と遠山理論を象徴するキーワードなのである。

　しかし，藤沢と遠山には共通点も多かった。たとえば藤沢と遠山は共に強

烈な個性の持ち主であり，それは時おり歯に衣を着せぬ激しい批判的言辞として表出した。しかしその批判は，藤沢にあっては"国家の擁護"のためであり，遠山の場合は"人間の擁護"のためであった。

　また藤沢と遠山は共に比喩の名手であり，造語の達人でもあった。比喩については第5章で詳述した通りである。造語については，藤沢の時代は数学用語（英語）の訳語を一定にする試みが持続していた頃であり，Co-ordinateに"座標"，Irrational Quantityに"無理量"，Probabilityに"確からしさ"という訳語を当てはめたのは藤沢であった。

　そして遠山における造語については，第2章で紹介した"点眼鏡"をはじめとして枚挙にいとまがない。点眼鏡については，遠山の死去（9月11日）の2日後の1979年9月13日付『朝日新聞』の「天声人語」欄に，

　　　「「水道方式」というのは遠山さんの命名だが，ものごとの本質を短いこと
　　　ばで表現する造語の名人だった。晩年の傑作は「点眼鏡」である。……子
　　　供たちを点眼鏡の世界から解放するために激しく燃え続けた人だった」

と紹介されている。

　遠山の造語"点眼鏡"は1977年5月30日付『熊本日日新聞』の「熊日論壇」が初出であるが，その6年前には「能力と試験と学校と」（『世界』（第312号，1971年11月，岩波書店に所載）においてテスト体制打破が論じられ，テストの点数による序列化を厳しく批判している。

　実は，遠山のテスト全廃論に遡ること60年ほど前に，藤沢の恩師である菊池大麓（東京帝国大学教授，元文部大臣）も試験全廃論を唱えていた。菊池は『日米教育時言』（弘道館，大正2年1月5日）において，

　　　「私は試験は中学校に於て全廃にしても宜かろうと思います。……試
　　　験を用いずして生徒の勉強する様に，又其学力の程度の分る様にするの
　　　が真正の授業法である」（pp.115–117）

と述べていて，大変興味深い。

　このように遠山の教育思想は時代を横断していた。そしてその深遠な教育思想に裏打ちされた数学と教育に関する理論は，明治期において菊池・藤沢によって確立された数学教育に対峙する新たなテーゼとなったのである。

　筆者は藤沢と遠山の初等数学教育理論を論究してきたが，本書において最も強調し，読者に関心を持ってほしかった内容は，

　　　「藤沢利喜太郎の数え主義」と「遠山啓の分数論」

である。

　第3章の「数え主義の本質 ── 群化主義」で述べたように，藤沢が主唱した数え主義の本質は群化主義であった。その意味において，数え主義と群化主義の関係は "衣の下の鎧" ともいえる。また第4章で論述したように，遠山分数論は紆余曲折をしていて，"衣" と "鎧" を両着替えする様相を示していた。遠山は藤沢を評して「ある意味ではずるい人であった」と述べていたが，遠山もまた「ある意味ではずるい人であった」といえるのではないだろうか。ただし，ここでの "ずるい人" とは "かしこい人" の意と解したい。

　最後を次のように問題提起して締めくくりたい。

　藤沢利喜太郎の「量の放逐・数え主義」による数学教育理論を "第一理論" とし，遠山啓の「量の定礎・水道方式」による数学教育理論を "第二理論" とすると，次に新しい "第三理論" が現れるのであろうか。もし現れるとすれば，それはどのような理論なのであろうか。

　その糸口は，第一理論と第二理論の分岐点となった分数論にあるように思われる。藤沢理論ではもちろんであるが，遠山理論でも，何かが見逃されているのではないだろうか。それは "数と量の関係" に関わる内容である。

　藤沢においては，初めに "数える" ことによって数が得られ，その数が量に関する問題解決に適用され，分数の理解は "操作" に依拠される。一方，遠山においては，藤沢とは逆に，数は量から抽出され，分数の理解も量に裏打ちされる。しかし，その結果として，"操作" は排除されることになる。

　つまり，藤沢と遠山の両者とも，"数と量の関係" が正しく捉えられていないのではないだろうか。言い換えれば，数に内在している量的意義と操作的意義が正当に評価されていないと思われる。誤解を恐れずにいえば，

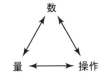

藤沢は操作一辺倒であり，遠山は量一辺倒なのであり，上図が示す「三者関

係」の理論的位置づけが不十分なのではないだろうか。

　今後に期待される「第三の理論」は，この三者関係の問題を解決する内容になってほしいと思う。この問題の解決は，分数の乗除の指導，割合の指導，速度・密度などの単位あたり量の指導など，小学校高学年の難解な教育的課題の解決に結びつくと考えられる。小学校低学年・中学年の教育的課題の多くは遠山理論によって解決されたように思われるが，高学年の課題には未解決の課題が多くあるように思われる。第三理論には，この課題の解決を望みたい。

　前記の「三者関係」の理論的位置づけについて，その手がかりとなると思われる著書，論稿がある。それは，田村二郎氏の『量と数の理論』（日本評論社，1978 年）であり，『数学セミナー』（1977 年 8 月号〜1978 年 1 月号）に掲載された小島順氏の論稿「量の計算を見直す」である。

　また，小島氏が数学教育協議会編『数学教室』（No.830〜832，2021 年）に連載された「分数教育の出発点」（1〜3）は，圏論（カテゴリー論）の手法が用いられていて，少し難解であるが参考になる。

　最後になったが，本書の完成にあたっては，亀井哲治郎さん（数楽編集者），畏友・何森仁さん（元神奈川大学特任教授）に多大なご協力をいただいた。元号西暦対照表の作成，ブックガイド作成のアイデア，本文への適切な助言などは亀井さん，写真・図版の画像処理及び本書のための新規図版の作成は何森さんの手になるものである。その意味において，本書は亀井・何森・上垣の合作といってもよい。

　また，本書の編集・発行の労をとっていただいた亀書房の亀井哲治郎さんと奥様に心より感謝申し上げるとともに，発売をお引き受けいただいた日本評論社にお礼申し上げる。

　令和 5［2023］年 6 月

上垣 渉

上垣 渉（うえがき・わたる）

略歴
 1948 年 兵庫県に生まれる。
 1970 年 神戸大学教育学部卒業。
 1972 年 東京学芸大学大学院修士課程修了。
 その後 高校教諭，三重大学教授，岐阜聖徳学園大学教授を経て，
 現在 三重大学名誉教授，全国珠算教育連盟学術顧問。
    （元数学教育協議会副委員長，元日本数学教育史学会会長）

主な著書
 『数と図形の歴史 70 話』（共著，日本評論社，2010 年）
 『『尋常小学算術』と多田北烏』（共著，風間書房，2014 年）
 『数学史の視点から分析する中学校数学重要教材研究事典』［数と式編，図形編］（単著，明治図書，2014 年）
 『はじめて読む数学の歴史』（単著，角川ソフィア文庫，2016 年）
 『アルキメデスの驚異の発想法 数学と軍事』（単著，集英社インターナショナル新書，2021 年）
 『日本数学教育史研究 上巻』（単著，風間書房，2021 年）
 『日本数学教育史研究 下巻』（単著，風間書房，2022 年）

開拓者 藤沢利喜太郎 と 改革者 遠山 啓
—— 日本の数学教育をつくった二大巨人

2023 年 8 月 10 日 第 1 版第 1 刷発行

著 者 上垣 渉
発行所 亀書房（代表：亀井哲治郎）
      〒 264–0032 千葉市若葉区みつわ台 5-3-13-2
      TEL & FAX：043-255-5676 E–mail：kame-shobo@nifty.com
発 売 株式会社 日本評論社
      〒 170–8474 東京都豊島区南大塚 3-12-4
      TEL：03-3987-8621［営業部］ https://www.nippyo.co.jp/
印刷・製本 三美印刷株式会社
装 釘 銀山宏子
組版・図版 亀書房編集室・何森 仁
ISBN978–4–535–79839–7 Printed in Japan © Wataru Uegaki